原发性小肠癌的全貌观察

日本《胃与肠》编委会　编著
《胃与肠》翻译委员会　译

北方联合出版传媒（集团）股份有限公司
辽宁科学技术出版社

Authorized translation from the Japanese Journal, entitled
胃と腸　第57巻第6号
原発性小腸癌―見えてきたその全貌
ISSN：0536-2180
編集：「胃と腸」編集委員会
協力：早期胃癌研究会
Published by Igaku-Shoin LTD., Tokyo Copyright © 2022

图书在版编目（CIP）数据

原发性小肠癌的全貌观察/日本《胃与肠》编委会编著；《胃与肠》翻译委员会译. —沈阳：辽宁科学技术出版社，2024.7
ISBN 978-7-5591-3590-2

Ⅰ.①原…　Ⅱ.①日…　②胃…　Ⅲ.①小肠—肠肿瘤
Ⅳ.① R735.3

中国国家版本馆CIP数据核字（2024）第100475号

出版发行：辽宁科学技术出版社
　　　　　（地址：沈阳市和平区十一纬路25号　邮编：110003）
印　刷　者：辽宁新华印务有限公司
经　销　者：各地新华书店
幅面尺寸：182 mm×257 mm
印　　张：6.5
字　　数：150千字
出版时间：2024 年 7 月第 1 版
印刷时间：2024 年 7 月第 1 次印刷
责任编辑：卢山秀
封面设计：袁　舒
版式设计：袁　舒
责任校对：闻　洋

书　　号：ISBN 978-7-5591-3590-2
定　　价：128.00元

编辑电话：024-23284367
E-mail：lkbjlsx@163.com
邮购热线：024-23284502
《胃与肠》官方微信：15640547725

目 录

原发性小肠癌的全貌观察

田中 信治[1]

关键词　小肠癌　原发性小肠癌　小肠恶性肿瘤　空肠癌　回肠癌

[1] 広島大学大学院医系科学研究科内視鏡医学　〒734-8551 広島市南区霞 1 丁目 2-3　E-mail : colon@hiroshima-u.ac.jp

小肠原发的上皮性恶性肿瘤是一种罕见的疾病，仅占消化道肿瘤的 2.2% ~ 3.2%，在按不同组织型分类的绝大部分报道中，高分化 ~ 中分化型腺癌的发生率最高，黏液癌和印戒细胞癌比较罕见。根据高桥等的报道，在所有消化道恶性肿瘤中所占的比例，当按不同部位来看时，空肠癌为 0.05%，回肠癌为 0.01%，与回肠癌相比，空肠癌的发生率更高。根据 1970—1979 年日本报道病例的统计，在好发部位方面，77.8% 的空肠癌发生于距 Treitz 韧带 60 cm 以内，66.7% 的回肠癌发生于距回盲瓣 40 cm 以内。另一方面，据八尾等对 1995—1999 年日本报道病例的统计，小肠恶性肿瘤中腺癌的发病率为 32.6%。但是，在日本目前还没有关于小肠癌的准确统计。

随着近年来内镜医学的进步，胶囊内镜（2003 年开始）和小肠内镜（1998 年开始）得到普及，使小肠疾病的诊断能力得到了飞跃性的提高，许多病理状况正在不断得到阐明，并且上皮性肿瘤的诊断方法也已明确。另一方面，关于原发性小肠癌，除了其很罕见之外，多为以狭窄症状和肿瘤转移或种植为表现在晚期的状态下被诊断的病例，所以阐明其发生、发展和早期发现是当务之急。

本书选取在小肠肿瘤中也可以被称为最后的消化道癌的"原发性小肠癌"，以揭示其临床特征为主要目的。

近年来，在大肠癌研究会上发起了"小肠恶性肿瘤项目研究（委员长：田中信治）"，日本国内多家临床研究机构的各种各样的小肠恶性肿瘤（对象是空肠和回肠）被统计出来。作为其中之一，小肠癌的研究现状（流行病学、诊断、临床表现、治疗、预后等）也正在得到阐明，论文写作工作现在也已经在进行中。另外，以这些数据为基础，作为《大肠癌处置规则》的姐妹版，大肠癌研究会已经开始了《小肠癌处置规则》的制定工作。在完成了《小肠癌处置规则》的制定之后，还计划制定《小肠癌治疗指南》。

本书是基于在此之前关于小肠癌的知识和讨论而策划的。另外，在本书中，根据大肠癌研究会的方针，"小肠"指的是除十二指肠外的空肠和回肠，"原发性"指的不是"转移性"，并且是在背景小肠黏膜上未见克罗恩病（Crohn disease）和乳糜泻（celiac disease）等炎症性疾病的病例。本书是本系列图书首次推出的关于"原发性小肠癌"的分册，将有关这一疾病的最新知识和本书特征性的精美图像网罗其中，笔者希望本书是能够让消化道专科医生乐于置于手头的一本好书。

参考文献

[1]日本病理学会（編）．日本病理剖検輯報41輯（平成10年度剖検例収録）．日本病理剖検輯報刊行会，pp 1104-1108, 2000.

[2]Martin RG. Malignant tumours of the small intestine. Surg Clin North Am 66: 779-785, 1986.

[3]高橋孝，池秀之，池田孝明．腸癌，日臨 41（臨増）：1369-1382, 1983.

[4]八尾恒良，日吉雄一，田中啓二，他．最近10年間（1970~1979）の本邦報告例の集計からみた空・回腸腫瘍—悪性腫瘍．胃と腸 16: 935-941, 1981.

[5]八尾恒良，八尾建史，真武弘明，他．小腸腫瘍—最近5年間（1995~1999）の本邦報告例の集計．胃と腸 36: 871-881, 2001.

[6]岡志郎，田中信治，壷井章克，他．上皮性腫瘍の診断の進め方．胃と腸 55: 630-636, 2020.

原发性小肠癌的病理学特征和分子生物学特征

关根 茂树[1]

摘要●原发性小肠癌仅占消化道癌的3%以下，而空肠癌、回肠癌又占其中的半数以下，是极为罕见的肿瘤。在组织病理学方面，类似于肠上皮的管状腺癌占多数，但也见有黏液癌和髓样癌的发生。在免疫组织化学方面，由于细胞角蛋白的表达等而表现出与非肿瘤性小肠上皮不同的特征，因此需要注意利用免疫组织化学染色来鉴别是原发还是转移。在分子生物学方面，虽然见有以与大肠癌共同的基因突变，但是*APC*突变的概率较低，被认为是与大肠癌不同的分子异常为背景的肿瘤。另外，因为在20%左右的病例中可以观察到错配修复异常，因此最好根据临床需要适当地进行错配修复异常的检查。

关键词 原发性小肠癌 管状腺癌 错配修复异常 *APC* 突变 Lynch 综合征（遗传性非息肉病性结直肠癌）

[1] 国立がん研究センター中央病院病理診断科
〒 104-0045 東京都中央区築地 5 丁目 1-1 E-mail : ssekine@ncc.go.jp

前言

虽然小肠占消化道全长的 70%，但在该区域发生的癌极少，不到消化道癌的 3%，小肠是恶性肿瘤发生率很低的器官。另外，由于小肠癌的半数以上发生于十二指肠，所以作为本书研究对象的空肠癌和回肠癌是非常罕见的肿瘤；由于其发生率低，对于其组织病理学的特征也很难说进行了充分的检查。另外，由于十二指肠可以通过常规的上消化道内镜进行检查，所以对其早期病变也逐渐有了了解，但由于空肠癌和回肠癌几乎不存在在无症状的状态下进行内镜检查的情况，所以关于非浸润性病变还有很多不明之处，对致癌初期过程的理解也几乎没有进展。

本文将以迄今为止的有关空肠癌和回肠癌的病理学特征和分子生物学特征的报道为基础，与十二指肠癌、大肠癌相比较，并展示实际的组织病理学图像。

空肠癌和回肠癌的组织病理学表现

关于空肠癌和回肠癌的组织病理学表现的报道比较有限，作为组织学分型，管状腺癌（**图 1**，**图 2**）占大半，也能看到乳头状腺癌（**图 3**）、黏液癌（**图 4**）、印戒细胞癌、髓样癌等。在以 WHO 分类为代表的很多成书中，小肠腺癌基本上被认为和大肠癌类似，一般推荐关于其分类也参照大肠癌进行。小肠癌整体上进行比较时，在十二指肠近端存在反映以 Brunner 腺为背景发生的肿瘤，可以观察到以呈胃型表型的腺癌为主的比较多样的组织学分型；而在

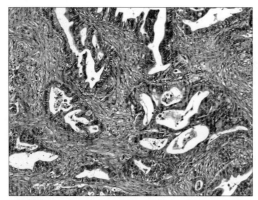

图1 高分化型管状腺癌（空肠癌）。主要是由单纯管状腺管组成的肿瘤，类似于大肠癌

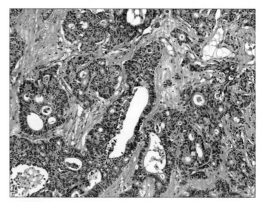

图2 中分化型管状腺癌（回肠癌）。是一种以筛状增殖为主体的肠型肿瘤

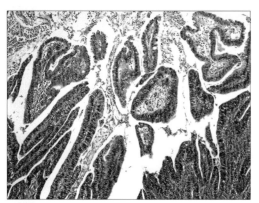

图3 乳头状腺癌（空肠癌）。大半是呈乳头状结构的肿瘤，伴有狭窄间质的绒毛状结构也很明显

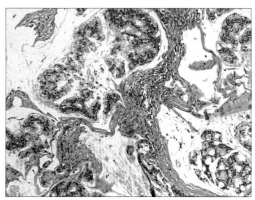

图4 黏液癌（空肠癌）。以丰富的细胞外黏液为背景，分化型腺癌增殖

十二指肠远端～回肠，以类似于肠上皮的管状腺癌为主。另外，据知与大肠癌一样，髓样癌呈高概率的异常错配修复。

关于各组织学分型的发生率，Jun等报道，85例空肠癌和回肠癌中，包括管状腺癌76例、黏液癌4例、印戒细胞癌1例、未分化型癌4例。以来自日本报道的183个病变为对象的文献分析也大致显示了同样的结果，管状腺癌占70%以上，依次是低分化型腺癌、乳头状腺癌和黏液癌。另外，在该报道中，关于浸润深度，90%以上是浸润至超过浆膜下的肿瘤，认为这是反映空肠癌和回肠癌早期诊断困难的临床特征的表现。

免疫组织化学表现

非肿瘤小肠黏膜在免疫组织化学上呈CK20阳性、CK7阴性、CD10阳性、CDX2阳性，但在肿瘤中这种表达模式有很大不同。也有报道称，在空肠癌和回肠癌中，有半数以上的肿瘤表达CK7，半数以上呈弥漫性表达。另外，除了CK20、CDX2（**图5，图6**）在30%～50%的病例中呈阴性外，CD10在大部分病例中呈阴性。近年来，作为大肠癌的标志物而受到人们关注的SATB2在非肿瘤小肠上皮中呈阴性，但在20%～50%的空肠癌和回肠癌病例中呈阳性。如上所述，虽然空肠癌和回肠癌的脏器特异性标志物的表达与大肠癌重叠，但由于表达率不同，在利用免疫组织化学染色进行原发性和转移性肿瘤的鉴别等情况时需要注意。

关于包括黏液表型在内的上皮分化表型的研究，有文献报道了以包括十二指肠癌在

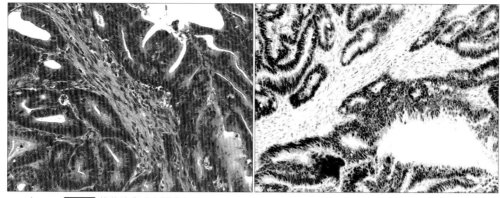

a | b **图5** 管状腺癌（空肠癌）
a HE染色像。由类似于肠上皮的高圆柱状的肿瘤细胞组成。
b 对CDX2染色呈弥漫性阳性。

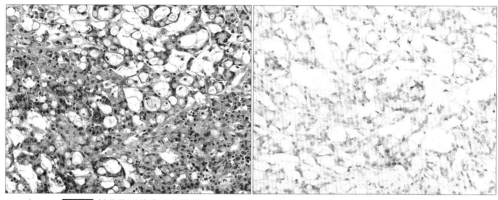

a | b **图6** 低分化型腺癌（空肠癌）
a HE染色像。是微小囊泡形成的很明显的肿瘤。
b 对CDX2染色仅极小部分的细胞呈弱阳性。

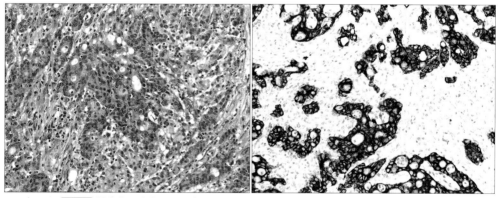

a | b **图7** 低分化型腺癌（空肠癌）
a HE染色像。一部分呈筛状增生，但整体的腺管结构不清晰。
b 呈弥漫性MUC5AC阳性。在空肠癌和回肠癌中也可见有呈胃型表型的肿瘤。

内 的 189 例小肠癌为对象的 CDX2、MUC1、MUC5AC（**图7**）、MUC6 的表达结果。如到目前为止所了解的那样，虽然呈胃型表型的肿瘤在十二指肠中发生率更高，但在空肠癌和回

表1 小肠癌的表型表达

	肠型	胆胰型	胃型	混合型	无表达	P值
	CDX2+，MUC1-	CDX2-，MUC1+	CDX2-，MUC1-，MUC5AC+或MUC6+	CDX2+，MUC1+	CDX2-，MUC1-，MUC5-，MUC6	
部位						0.033
十二指肠	26（26%）	29（29%）	19（19%）	13（13%）	14（14%）	
空肠，回肠	30（34%）	16（18%）	7（8%）	13（15%）	22（25%）	
组织学分型						0.039
管状	54（32%）	40（24%）	25（15%）	21（12%）	29（17%）	
黏液型	1（13%）	0	1（13%）	2（25%）	4（50%）	
微乳头状	1（20%）	2（40%）	0	1（20%）	1（20%）	
印戒细胞	0	0	0	2（67%）	1（33%）	
未分化型	0	3（75%）	0	0	1（25%）	
肿瘤异型度						0.004
低度异型	51（35%）	30（21%）	23（16%）	18（12%）	23（16%）	
高度异型	5（11%）	15（34%）	3（7%）	8（18%）	13（30%）	

（转载自 "Jun SY, et al. Prognostic significance of CDX2 and mucin expressionn i small intestinal adenocarcinoma. Mod Pathol 2：7 1364-1374, 2014"，部分有改变）

表2 小肠癌的基因突变率

	Laforest等			Aparicio等			结直肠癌[**]
	十二指肠（$n=39$）	空肠（$n=28$）	回肠（$n=16$）	十二指肠（$n=75$）	空肠（$n=28$）	回肠（$n=22$）	（$n=526$）
KRAS	39.5%	63.3%	18.8%	48.0%	32.1%	45.4%	41.1%
TP53	26.3%	50.0%	56.3%	33.3%	43.9%	50.0%	59.1%
APC	7.9%	16.7%	18.8%	18.7%	17.9%	18.2%	72.6%
SMAD4	7.9%	20.0%	0	16.0%	7.1%	18.2%	12.7%
ERBB2	15.8%	3.3%	0	8.0%	7.1%	4.5%	4.6%
PIK3CA	13.2%	6.7%	6.3%	18.7%	14.3%	31.8%	25.7%
BRAF	5.3%	13.3%	0	4.0%	3.6%	4.5%	10.6%
MMR deficient	33.3%	14.3%	6.25%	28.4%[*]	33.3%[*]	20.0%[*]	14.4%

[*]：Aparicio等的错配修复缺陷（MMR deficient）共计通过180例的检测得到。

[**]：根据cBioPortal（https://www.cbioportal.org/）、Colorectal adenocarcinoma TCGA、PanCancer Atlas的数据制作（$n=526$）。

肠癌中也可以观察到。另外，在呈肠型表型的肿瘤中低度异型肿瘤占多数，显示组织学分型及异型度和黏液表型相关（**表1**）。此外，在该报道中，多变量分析也显示，呈肠型表型的肿瘤与呈其他表型的肿瘤相比预后良好。由于能够进行客观性的评价，在到目前为止的许多论文中主要研究了免疫组织化学染色的表型表达，根据腺癌的黏液表型，在组织形态上也可以观察到一定程度的趋势。肠型腺癌细胞具有纺锤形的核，多呈高圆柱状的类似于大肠癌的形态，常伴有坏死；胃型腺癌多为具有类圆形的水泡状核，常具有透明的胞体。

基因突变

关于小肠癌的基因突变分析，到目前为止已有一些报道，在**表2**中列出了2篇文献中提到的位于十二指肠、空肠、回肠的肿瘤的基因突变率。另外，为了进行比较，还显示了大肠癌的基因突变率。由于相对于这两篇论文中小肠癌的基因突变检测结果都是通过高通量测序技术进行的目标区域测序（targeted sequencing）得到的，而大肠癌的结果是通过外显子组测序（exome sequencing）得到的，有可能小肠癌的突变率被稍微低估了。

整体上来看，在见有高突变率的基因中有很多是与大肠癌相同的基因，最显著的区别是小肠癌的 APC 突变率低。APC 突变是在大肠癌中最常见的基因突变，在 70% 以上的肿瘤中可以观察到 APC 突变。另一方面，在小肠癌中，无论在哪个区域 APC 突变率都在 20% 以下，即使考虑到检测方法的不同，突变率也明显降低。Zhang 等报道，在空肠癌和回肠癌中，β-catenin 的核聚集率为 17%，比原发性大肠癌的 79% 低。这一表现也提示，APC 突变所涉及的 WNT/β-catenin 通路在小肠癌中的作用与大肠癌不同。虽然也有小肠癌和大肠癌一样是经过腺瘤—癌（adenoma-carcinoma sequence）致癌途径的说法，但因为大肠癌的 APC 突变是 adenoma-carcinoma sequence 过程中相关核心分子的异常，因此小肠癌的低 APC 突变率提示其与大肠癌不同的致癌过程。另一方面，由于笔者也经治过合并肠型腺瘤的腺癌，考虑有可能至少一部分腺癌与大肠癌发生过程相同。

作为促分裂原活化蛋白激酶（mitogen-activated protein kinase，MAPK）途径相关的突变，多为 KRAS 突变，在少数的肿瘤中可见有 BRAF 突变。令人很感兴趣的是，在大肠癌中常见的 BRAF V600E 突变在小肠癌中极为罕见，与 G469A、D594A/N/G 等的野生型 BRAF 形成二聚体，并激活信号的 class 2 突变占多数。关于小肠内不同部位的基因突变率，由于各个部位的检测对象病例数有限，很难得出明确的结论，但 TP53 突变在十二指肠中无明显趋势。

错配修复异常

在目前为止的报道中，小肠癌中错配修复异常的概率为 20% 左右，与大肠癌相比略高。如前所述，错配修复异常多见于髓样癌，但在其他组织学分型中也比较常见，不论组织学分型是哪类，在考虑有可能为免疫检查点抑制剂的治疗适应证和 Lynch 综合征的情况下，都应该积极地进行检测。Jun 等研究了包括十二指肠癌在内的小肠癌的临床病理学表现及组织病理学表现与错配修复异常的相关性，其中年轻、大型肿瘤、髓样癌和上皮内淋巴细胞浸润与错配修复异常显著性相关（**图 8**）。另外，多变量分析显示，伴有错配修复异常的肿瘤具有预后良好的趋势。

作为小肠癌的错配修复异常的重要临床意义，在于其与 Lynch 综合征之间的关系。在临床上用于筛查 Lynch 综合征的新版 Bethesda 标准中，小肠癌也被列为相关肿瘤之一。在 NCCN 指南中，80 岁之前小肠癌发生风险为 0.4%~11%。但据报道，由于一般人群的小肠癌发生率极低，所以在小肠癌中相对来说与 Lynch 综合征相关的肿瘤所占比例较高，为 4%~5%。到现在为止，虽然基于家族史和同时性或异时性肿瘤的存在等的临床表现在 Lynch 综合征的诊断中发挥着重要的作用，但随着在晚期癌中使用免疫检查点抑制剂相关的微卫星不稳定性检查的扩大应用，预计因此而得到诊断的病例将增加。

结语

由于小肠癌多为类似于肠上皮的管状腺癌这一组织病理学特征，所以多被作为与大肠癌类似的肿瘤来处理，但其在分子生物学上呈与大肠癌不同的特征这一点已得到了阐明。由于内镜下的研究很有难度，早期病变的分析很困难等，有很多的局限性，今后希望能推进对包括发生过程在内的小肠癌总体上的理解。

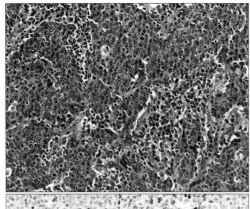

a |
---|---
b | c

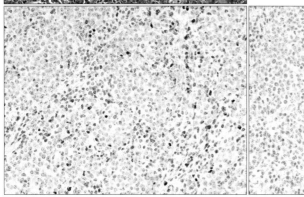
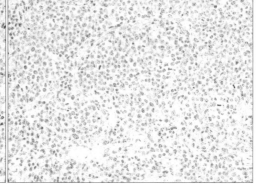

图8 髓样癌（回肠癌，Lynch综合征病例）

a 显示充实性胞巢状增殖，肿瘤胞巢内及周围的淋巴细胞浸润明显。

b 淋巴细胞和间质细胞呈MSH2阳性。肿瘤细胞呈MSH2阴性。

c 髓样癌多为CDX2阴性的病例。

参考文献

[1]Schottenfeld D, Beebe-Dimmer JL, Vigneau FD. The epidemiology and pathogenesis of neoplasia in the small intestine. Ann Epidemiol 19: 58-69, 2009.

[2]Adsay NV, Nagtegaal ID, Reid MD. Tumours of the small intestine and ampulla. Non-ampullary adenocarcinoma. In World Health Organization Classification of Tumours: Digestive System Tumours, 5th ed. IARC press, Lyon, pp 124-126, 2019.

[3]Jun SY, Kim M, Jin Gu M, et al. Clinicopathologic and prognostic associations of KRAS and BRAF mutations in small intestinal adenocarcinoma. Mod Pathol 29: 402-415, 2016.

[4]錦織直人，小山文一，中川正，他．原発性小腸癌5例と本邦報告178例の検討．日本大腸肛門病会誌 67: 35-44, 2014.

[5]Chen ZME, Wang HL. Alteration of cytokeratin 7 and cytokeratin 20 expression profile is uniquely associated with tumorigenesis of primary adenocarcinoma of the small intestine. Am J Surg Pathol 28: 1352-1359, 2004.

[6]Kim CJ, Baruch-Oren T, Lin F, et al. Value of SATB2 immunostaining in the distinction between small intestinal and colorectal adenocarcinomas. J Clin Pathol 69: 1046-1050, 2016.

[7]Kumagai R, Kohashi K, Takahashi S, et al. Mucinous phenotype and CD10 expression of primary adenocarcinoma of the small intestine. World J Gastroenterol 21: 2700-2710, 2015.

[8]Neri G, Arpa G, Guerini C, et al. Small bowel adenocarcinomas featuring special AT-Rich sequence-binding protein 2 (SATB2) Expression and a Colorectal Cancer-Like Immunophenotype: A Potential Diagnostic Pitfall. Cancers (Basel) 12: 3441, 2020.

[9]Jun SY, Eom DW, Park H, et al. Prognostic significance of CDX2 and mucin expression in small intestinal adenocarcinoma. Mod Pathol 27: 1364-1374, 2014.

[10]Laforest A, Aparicio T, Zaanan A, et al. ERBB2 gene as a potential therapeutic target in small bowel adenocarcinoma. Eur J Cancer 50: 1740-1746, 2014.

[11]Aparicio T, Henriques J, Manfredi S, et al. Small bowel adenocarcinoma: Results from a nationwide prospective ARCAD-NADEGE cohort study of 347 patients. Int J Cancer 147: 967-977, 2020.

[12]Zhang MQ, Chen ZME, Wang HL. Immunohistochemical investigation of tumorigenic pathways in small intestinal adenocarcinoma: a comparison with colorectal adenocarcinoma. Mod Pathol 19: 573-580, 2006.

[13]Hänninen UA, Katainen R, Tanskanen T, et al. Exome-wide somatic mutation characterization of small bowel adenocarcinoma. PLoS Genet 14: e1007200, 2018.

[14]Jun SY, Park ES, Lee JJ, et al. Prognostic Significance of Stromal and Intraepithelial Tumor-Infiltrating Lymphocytes in Small Intestinal Adenocarcinoma. Am J Clin Pathol 153: 105-118, 2020.

[15]NCCN Clinical Practice Guidelines in Oncology. Genetic/Familial High-Risk Assessment: Colorectal Version 1. 2021 https://www.nccn.org/professionals/physician_gls/pdf/genetics_colon.pdf（2022年3月25日閲覧）．

[16]Jun SY, Lee EJ, Kim MJ, et al. Lynch syndrome-related small intestinal adenocarcinomas. Oncotarget 8: 21483-21500, 2017.

Summary

Pathological and Molecular Features of Primary Small Intestinal Cancer

Shigeki Sekine[1]

   Primary small intestinal cancer constitutes less than 3% of gastrointestinal malignancy, and particularly, jejunal and ileal cancers are exceedingly rare, comprising less than half of all small intestinal cancers. Histologically, the majority of small intestinal cancers are intestinal–type tubular adenocarcinoma but other histological variants, including mucinous adenocarcinoma and medullary carcinoma also occur. Immunohistochemically, small intestinal adenocarcinoma often exhibits a cytokeratin expression pattern different from normal epithelium ; therefore, immunohistochemical examination to distinguish between primary and metastatic tumors requires careful interpretation. Although small intestinal cancer has many genetic alterations common to colorectal cancer, the prevalence of APC mutations is significantly lower, suggesting the distinct molecular background. Also, approximately 20% of small intestinal cancers show mismatch repair deficiency, which may have clinical relevance.

[1]Department of Diagnostic Pathology, National Cancer Center Hospital, Tokyo.

原发性小肠癌的 X 线诊断——包括鉴别诊断

川崎 启祐 [1]

梅野 淳嗣

藏原 晃一 [2]

江头 信二郎

大城 由美 [3]

藤原 美奈子 [4]

川床 慎一郎 [1,5]

松野 雄一 [1]

冬野 雄太

藤冈 审

平野 敦士

河内 修司 [2,6]

森山 智彦 [1,7]

鸟巢 刚弘 [1]

摘要●以过去15年间在笔者科室及相关临床机构被诊断的19例原发性空肠癌和回肠癌为对象，研究了临床表现和小肠X线造影表现。平均瘤径为43.4 mm，病变部位为空肠12例、回肠7例。肉眼分型最多的为溃疡型，有14例，全部是环状狭窄型。TNM分期Ⅳ期的比例较高（32%），5年后的总生存率（overall survival，OS）为58%。TNM分期Ⅳ期为OS和无事件生存率（event-free-survival，EFS）的预后不良因素，空肠癌和溃疡型是EFS的预后不良因素。关于小肠X线造影表现，有环状狭窄型及全周性隆起型。综上所述，原发性空肠癌和回肠癌的预后不良因素为：TNM分期Ⅳ期；环状狭窄型及全周性隆起型病变具有特征性的小肠X线造影表现。

关键词 小肠癌 小肠造影 空肠癌 回肠癌 小肠镜

[1] 九州大学大学院医学研究院病態機能内科学 〒 812-0054 福冈市東区馬出 3 丁目 1-1 E-mail：kawasaki.keisuke.084@m.kyushu-u.ac.jp
[2] 松山赤十字病院胃腸センター
[3] 同 病理診断科
[4] 九州医療センター検査科病理・病理診断科
[5] 九州大学大学院医学研究院形態機能病理学
[6] 千早病院消化管内科
[7] 九州大学病院国際医療部

前言

小肠除 Vater 乳头部外，被分为十二指肠、空肠和回肠，占消化道黏膜表面积的90%以上，但发生肿瘤的情况很少。近年来，在欧美有原发性小肠癌有增加趋势的报道。十二指肠癌有增加的趋势，但原发性空肠癌和回肠癌依然很少见，关于其临床表现的报道很少。另外，空肠和回肠与食管、胃、十二指肠和大肠相比，除癌以外的恶性肿瘤（神经内分泌肿瘤、恶性淋巴瘤、间叶源性肿瘤、转移性肿瘤等）的比例更高，在影像学诊断特别是小肠 X 线造影检查中，原发性空肠癌和回肠癌与其他恶性肿瘤之间的鉴别是一个问题。因此，本文为了阐明原发性空肠癌和回肠癌的临床表现、小肠 X 线造影表现及组织病理学表现，对所经治的病例进行了研究。

对象和方法

以 2006—2021 年在笔者科室及相关临床机构被诊断的原发性空肠癌和回肠癌为对象，回顾性研究了其临床表现、小肠 X 线造影表现和

表1 原发性空肠癌和回肠癌的临床表现（ *n* = 19 ）

平均年龄 ± 标准偏差	（64.7±17.6）岁
性别	
男性	11
女性	8
主诉（有重复）	
恶心、呕吐	8
体重减轻	6
腹痛	6
食欲不振	3
贫血	2
肿瘤标志物	
CEA ≥ 5 ng/mL	6
CA19-9 ≥ 37 U/mL	8
作为发现契机的检查	
CT	11
小肠X线造影检查	2
胶囊小肠镜检查	2
PET-CT	1
腹部超声检查	1
其他	2

PET-CT: positron emission tomography with computed tomo, 正电子发射计算机断层扫描。

组织病理学表现。原发性空肠癌和回肠癌中，除外了合并有克罗恩病（Crohn disease）等慢性炎症性疾病和 Peutz-Jeghers 综合征等消化道息肉病的病例。作为研究项目，临床表现方面研究了年龄、性别、症状、肿瘤标志物、作为发现契机的检查、病变部位、肉眼分型、TNM 分期、治疗、预后，组织病理学表现方面研究了组织学分型、浸润深度及有无转移。以渡边等的报道为标准，将肉眼分型分为隆起型、溃疡型、其他型，溃疡型又进一步分为环状狭窄型（环状或管状狭窄）、非狭窄型、管外发育型。小肠 X 线造影表现方面，评估了餐巾环征（napkin-ring sign）、悬垂缘（overhanging edge）和口侧肠扩张的有无。

在统计分析中，通过 Kaplan-Meier 法计算总生存率（overall survival，OS）和无事件生存率（event-freesurvival，EFS），并通过 log-rank 法进行了检验。统计软件采用 JMP 16 版本，以 *P* < 0.05 为有显著性差异。

结果

1. 临床表现

研究对象为原发性空肠癌和回肠癌 19 例，平均年龄为 64.7（44～82）岁，其中男性 11 例，女性 8 例（**表1**）。主诉以恶心、呕吐为最多，其次是体重减轻和腹痛。肿瘤标志物 CEA ≥ 5 ng/mL 为 6 例，CA19-9 ≥ 37 U/mL 为 8 例。作为发现契机的检查以 CT 为最多，其次是小肠 X 线造影检查和胶囊小肠镜检查。

2. 肉眼形态、组织病理学表现

平均瘤径为 43.4（12～54）mm；病变部位为空肠 12 例、回肠 7 例（**表2**）。肉眼分型中溃疡型最多，为 14 例，全部为环状狭窄型（**图1**）。组织学分型以组织混合型为最多（高分化型 + 中分化型 8 例，中分化型 + 黏液癌 2 例，高分化型 + 黏液癌 1 例，高分化型 + 乳头状腺癌 1 例），其次为高分化型，腺瘤成分（管状绒毛腺瘤）仅有 2 例。浸润深度大部分为深于 SS（SE/SI 13 例，SS 4 例）。8 例有淋巴结转移，6 例有远处转移（腹膜种植 2 例，卵巢转移 2 例，肝转移 1 例，腹膜种植 + 肝转移 1 例）。TNM 分期为 Ⅰ 期 2 例，Ⅱ 期 5 例（Ⅱ A 1 例、Ⅱ B 4 例），Ⅲ 期 6 例（Ⅲ A 3 例，Ⅲ B 3 例），Ⅳ 期 6 例。

3. 小肠X线造影表现

19 例对象病例中有 17 例施行了小肠 X 线造影检查。其中 15 例有餐巾环征，15 例有口侧肠腔扩张表现，14 例有悬垂缘（**表3**）。在不同的肉眼分型中，环状狭窄型的 14 例全部有上述的 3 种表现（**图1**）。3 例隆起型中，有 1 例有全周性病变，虽然观察到餐巾环征和口侧肠扩张表现，但未发现悬垂缘（**图2**）。在隆起型的非全周性病变中未见上述 3 种表现（**图3**）。

4. 治疗和预后

首次治疗对全部病例均施行了外科切除，施行术后化疗的有 12 例（**表 2**）。诊断后的观察时间为 3 ~ 81（平均值 37，中位数 39）个月，在此期间发现转移复发 11 例（腹膜种植 6 例，腹膜种植 + 肺转移 2 例，腹膜种植 + 肝转移 1 例，肝转移 1 例，肺转移 1 例），7 例被确认死亡。

3 年后和 5 年后的 OS 分别为 72% 和 58%，EFS 分别为 72% 和 23%（**图 4**）。预后因素的分析结果如**表 4** 所示。TNM 分期Ⅳ期为 OS 和 EFS 的共同预后不良因素（**图 5**），溃疡型和空肠癌为 EFS 的预后不良因素。其他的因素与预后无关。另外，Ⅳ期中各肉眼分型的比例为溃疡型 5 例（35.7%），溃疡型以外 1 例（20%）；Ⅳ期中不同部位的比例为空肠癌 5 例（41.7%），回肠癌 1 例（14.3%）。虽然溃疡型和空肠癌的Ⅳ期比例较高，但没有显著性差异。

讨论

原发性小肠癌是罕见的癌，其中又以原发性空肠癌和回肠癌更为罕见。在过去的报道中，原发性小肠癌病例中的 55% ~ 75% 为十二指肠癌，占了大部分，而空肠癌和回肠癌病例仅占 25% ~ 45%。原发性空肠癌和回肠癌病例的平均年龄为 60 ~ 70 岁，男性占 55% ~ 70%，男性略多；发病部位以空肠略多。危险因素有肥胖，吸烟，过量摄取红肉、食盐和饱和脂肪酸等；背景疾病有克罗恩病（Crohn disease）等炎症性肠病、乳糜泻（celiac disease）等吸收不良综合征、家族性大肠腺瘤病、Lynch 综合征、Peutz-Jeghers 综合征、幼年性息肉病等遗传性疾病。在欧美，15% ~ 30% 空肠癌和回肠癌患者有上述背景疾病，而在日本仅为 5% 左右，单发性病例较多。

临床症状为腹痛、腹胀、恶心、呕吐、血便等，在空肠癌和回肠癌病例中无特异性的症状，而且由于也没有针对空肠癌和回肠癌的筛查，因此难以早期发现，几乎都是在出

表 2 原发性空肠癌和回肠癌的肉眼形态、组织病理学表现及治疗经过（ $n = 19$ ）

平均瘤径 ± 标准偏差	（43.4 ± 21.7）mm
病变部位	
空肠	12
回肠	7
肉眼分型	
隆起型	3
溃疡型	14
环状狭窄型	14
非狭窄型	0
管外发育型	0
其他	2
组织学分型	
高分化型	6
中分化型	1
混合型	12
腺瘤成分	
有（管状绒毛腺瘤）	2
无	17
浸润深度	
M	1
MP	1
SS	4
SE/SI	13
淋巴结转移	
有	8
无	11
远处转移	
有	6
无	13
TNM 分期	
I	2
Ⅱ	5
Ⅲ	6
Ⅳ	6
初次治疗	
外科切除	7
外科切除 + 化学疗法	12
转移复发	
有	11
无	8

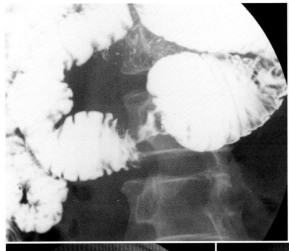
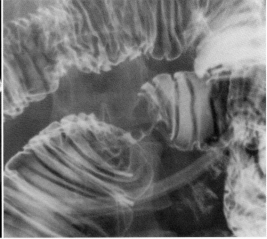
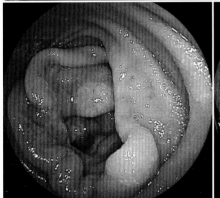
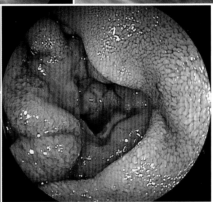
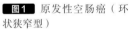
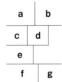

图1 原发性空肠癌（环状狭窄型）

a 小肠X线造影像（充盈像）。在空肠见有环状狭窄，伴有口侧肠扩张。

b 小肠X线造影像（双重造影像）。见有餐巾环征（napkin-ring sign）和悬垂缘（overhanging edge）。

c 气囊小肠镜像（白光）。在空肠见有全周性狭窄，内镜不能通过。

d 气囊小肠镜像（色素染色像）。内部的溃疡和环堤很清晰。

e 切除标本。为全周性病变，在中心有溃疡形成。肿瘤在长轴方向上较短。另外，还见有口侧的肠扩张。

f 组织病理像（HE染色，实体显微镜像）。施行了外科切除，肿瘤浸润越过浆膜。

g 组织病理像（HE染色，高倍放大）。见有高分化～中分化型腺癌。

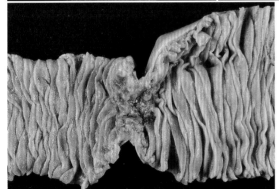
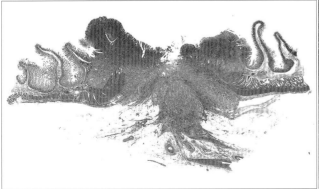
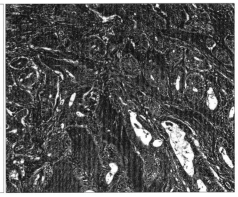

现上述与狭窄和出血相关的症状后才被诊断的。CEA 和 CA19-9 等肿瘤标志物的阳性率为 45% ~ 50%。因此，在诊断时多是已经发展为晚期的病例，在 40% 左右病例中见有远处转移（TNM 分期Ⅳ期），0/Ⅰ期只有 2% ~ 10%。预后方面，3 年生存率和 5 年生存率分别为 40% ~ 75% 和 25% ~ 65%；各肿瘤分期分别为，0/Ⅰ期 90% ~ 95% 和 75% ~ 90%，Ⅱ期 70% ~ 80% 和 45% ~ 80%，Ⅲ期 50% ~ 70% 和 20% ~ 55%，Ⅳ期 0 ~ 10% 和 0 ~ 15%，尽管根据报道不同而有差异，但与大肠癌相比预后不良。另外，转移复发率也很高，Aparicio 等报道说复发率为 23%。预后不良因素有高龄、诊断时有症状病例、肿瘤标志物值升高、回肠癌、低分化型、脉管浸润阳性、淋巴结转移病例、T4、Ⅲ/Ⅳ期、LDH 升高、Alb 降低、体力状态（performance status，PS）不良病例。组织学分型方面，70% ~ 80% 为分化型腺癌，低分化型

表3 原发性空肠癌和回肠癌的X线造影表现（ $n = 17$ ）	
表现	阳性病例数
餐巾环征（napkin-ring sign）	15
悬垂缘（overhanging edge）	14
口侧肠扩张表现	15

腺癌也有 20% ~ 30%。在克罗恩病相关的空肠癌和回肠癌病例中，低分化型腺癌的比例比单发病例高，这有可能在欧美与空肠癌和回肠癌的背景疾病，尤其是克罗恩病的比例较高有关。致癌途径大部分为 de novo 致癌（从正常黏膜或炎症黏膜发展为癌），但因为也有伴有腺瘤成分的病例报道，因此推测也存在一定比例的腺瘤—癌（adenoma-carcinoma sequence）致癌途径。

在本研究中，平均年龄为 60 多岁，男性略多，Ⅳ期的比例为 32%，5 年后的 OS 为 58%，TNM 分期Ⅳ期为预后不良因素，与以往的报道

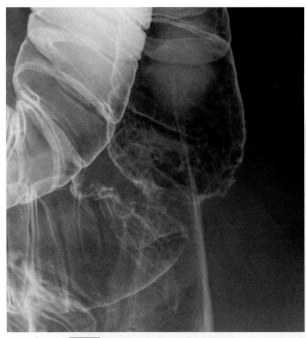
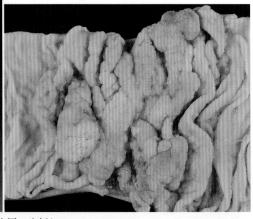

图2 原发性空肠癌（全周性隆起型）（与文献10为同一病例）
a
b
a 小肠X线造影像（双重造影像）。在空肠见有环状狭窄、所谓的餐巾环征（napkin-ring sign）和口侧肠扩张，但未见悬垂缘（overhanging edge）。在口侧可见颗粒状黏膜扩展。
b 切除标本。可以观察到具有不同大小结节的全周性结节集簇样病变。无溃疡形成。在病变口侧的颗粒状部分见有中度~高度异型的管状绒毛腺瘤；在中心部，高分化型腺癌一直浸润至固有肌层。

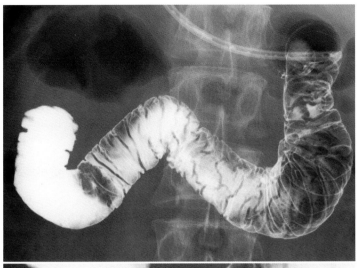

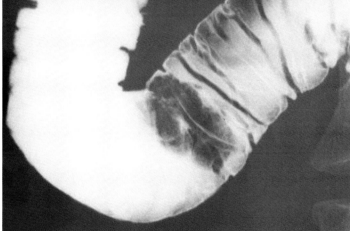

a
b
c d

图3 原发性空肠癌（隆起型）

a 小肠X线造影像（充盈像）。在空肠见有透亮征。无口侧的肠扩张。

b a的放大像。边界清晰，边缘不规则，在内部见有小钡斑。

c 双重造影像。见有边缘不规则、边界清晰的广基性隆起型病变。

d 侧面像。见有明显的侧面变形。

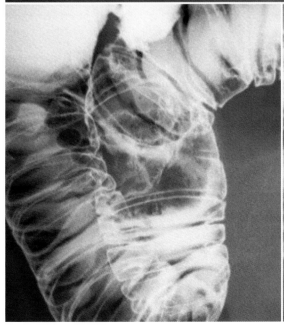

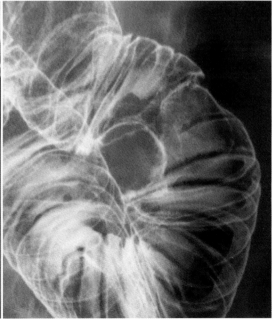

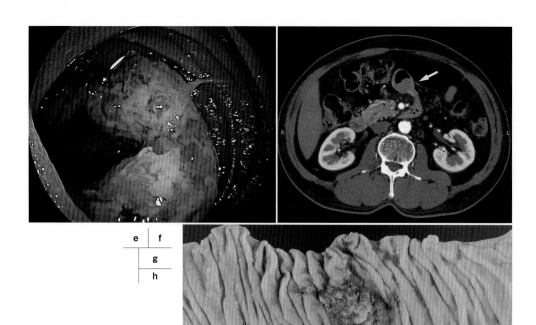

e f
g
h

图3

e 气囊小肠镜像（白光）。在空肠见有约半周性的广基性隆起型病变。在表面见有白苔附着和糜烂。

f 腹部造影CT像。在空肠见有突出于内腔的软组织阴影（黄色箭头所指）。

g 切除标本。在空肠见有不规则的结节状广基性隆起型病变。溃疡形成不明显。

h 组织病理像（HE染色，实体显微镜像）。高分化型管状腺癌一直浸润至浆膜下层。

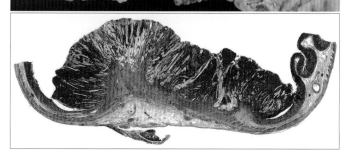

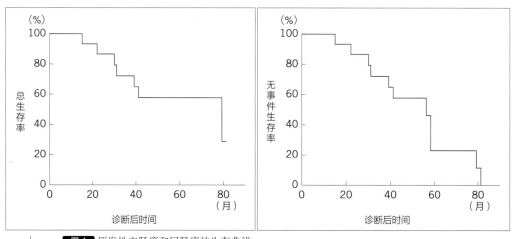

a b **图4** 原发性空肠癌和回肠癌的生存曲线
a OS。
b EFS。

表4 原发性空肠癌和回肠癌的预后因素

因素	病例数	总生存率		无事件生存率	
		3年后（%）	P值	3年后（%）	P值
年龄					
65岁以下	11	57	0.2094	57	0.1377
65岁以上	8	100		100	
性别					
男性	11	75	0.2653	75	0.0918
女性	8	67		67	
CEA					
5 ng/mL以下	13	71	0.7385	71	0.3154
5 ng/mL以上	6	75		75	
CA19-9					
37 U/mL以下	11	75	0.8897	75	0.9559
37 U/mL以上	8	69		69	
瘤径					
40 mm以下	8	69	0.9878	69	0.9569
40 mm以上	11	75		75	
肉眼分型					
溃疡型	14	61	0.0705	61	0.0115
溃疡型以外	5	100		100	
病变部位					
空肠	12	63	0.1631	63	0.0461
回肠	7	83		83	
组织学分型					
混合型	12	68	0.6035	68	0.4736
单一型	7	80		80	
腺瘤成分					
有	2	100	0.3389	100	0.3389
无	17	70		70	
TNM分期					
Ⅰ～Ⅲ期	13	90	0.0377	90	0.0377
Ⅳ期	6	40		40	
术后化疗					
有	12	68	0.6035	68	0.8603
无	7	80		80	

相同。另外，空肠癌、溃疡型是EFS的预后不良因素。关于OS和EFS，也有报道称十二指肠癌和回肠癌是预后不良因素，病变部位没有一定的趋势；但在本研究中，尽管无显著性差异，但空肠癌病例中Ⅳ期的比例较多，考虑这是一个原因。虽然未见溃疡型是预后不良因素的报道，但与空肠癌一样，在本研究中可能与溃疡型病例中Ⅳ期的比例较多有关。

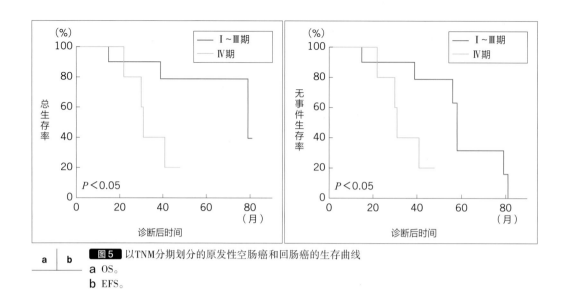

图5 以TNM分期划分的原发性空肠癌和回肠癌的生存曲线
a OS。
b EFS。

a b

关于原发性空肠癌和回肠癌的X线造影表现、内镜表现，黏膜内癌和黏膜下浸润癌的报道病例较少，但近年来报道了类似于大肠的侧向发育型肿瘤的表面隆起型肿瘤形态。虽然需要今后通过积累病例进行研究，但侧向发育型肿瘤样的形态或许是早期空肠癌和回肠癌的肉眼观察特征之一。关于浸润于固有肌层以下的癌作为伴有全周性环堤的溃疡型病变的报道较多。由于空肠和回肠的管腔较窄，发生狭窄的病例较多，尤其是呈管状或环状狭窄，作为X线造影表现，可扫查出所谓的餐巾环征。餐巾环征也被称为餐巾环样表现（napkin-ring appearance）或餐巾环样狭窄（napkin-ring stricture），这是在消化道，尤其是小肠引起环状全周性狭窄时的表现。一般来说，与在短轴方向上狭窄严重相比，这是在长轴方向上引起较短的全周性环状狭窄的原发性小肠癌病例所表现，而且除了原发性小肠癌以外，也会在大肠恶性淋巴瘤、转移性小肠肿瘤、药物性小肠溃疡、肠结核等引起狭窄长度较长的全周性管状狭窄的疾病上表现。此外，在原发性空肠癌和回肠癌中，悬垂缘和口侧肠扩张也是特征之一。所谓的悬垂缘是可见边缘部突出的表现，反映癌的环堤；而口侧

肠扩张是反映癌的硬度所导致的肠壁伸展不良的表现，特别是在呈环状狭窄的病例中。前面提到的3种表现（餐巾环征、悬垂缘和口侧肠扩张）是特征性的，但与在小肠引起狭窄的疾病之间的鉴别是一个问题。在引起小肠狭窄的疾病中有炎症性病变和肿瘤性病变，前者包括克罗恩病、肠结核、缺血性小肠炎、非甾体抗炎药（nonsteroidal anti-inflammatory drugs，NSAIDs）相关性小肠病变、非特异性多发性小肠溃疡病（chronic enteropathy associated with *SLCO2A1*，CEAS）、放射线性小肠炎、血管炎等，后者除原发性空肠癌和回肠癌外，还有恶性淋巴瘤、胃肠道间质瘤（gastrointestinal stromal tumor，GIST）、转移性小肠癌、神经内分泌肿瘤等。对于鉴别来说，①狭窄的形态和数目、②狭窄与肠系膜的位置关系、③狭窄部周围的伴随表现、④黏膜下肿瘤（submucosal tumor，SMT）样表现的有无、⑤肠壁伸展不良表现的程度、⑥管外性发育的有无等都很重要。

在本研究的X线造影表现方面，17例中有15例见有餐巾环征和口侧肠扩张表现，14例有悬垂缘。14例环状狭窄型病例全部见有上述3种表现；隆起型病变中，有1例全周性病变有餐巾环征和口侧肠扩张表现。也就是说，在空

肠癌和回肠癌病例中，全周性病变的特征是餐巾环征和口侧肠扩张表现；在溃疡型病例中，环状狭窄型病例还具有悬垂缘。全周性病变内镜几乎无法通过，另外，当肿瘤存在于弯曲部位时，有时由于通过内镜无法观察到，因此认为能够对上述 3 种表现进行评估的 X 线造影检查对于空肠癌和回肠癌，特别是对环状狭窄型、全周性隆起型的空肠癌和回肠癌的诊断有用。另一方面，在本研究中由于病例数较少，在未见上述 3 种表现的非全周性隆起型病例中，未能发现特征性的 X 线造影表现，但如果认为是上皮性肿瘤，再联合应用小肠镜检查就可能进行诊断。

结语

　　本文进行了原发性空肠癌和回肠癌病例的分析。TNM 分期Ⅳ期所占的比例较高，Ⅳ期是预后不良因素。另外，在环状狭窄型的全部病例及全周性隆起型病变中可观察到餐巾环征和口侧肠扩张表现，在环状狭窄型全部病例中还进一步可观察到悬垂缘，推测 X 线造影检查有助于对内镜不能通过的环状狭窄型及全周性隆起型病变进行诊断。

参考文献

[1]Lepage C, Bouvier AM, Manfredi S, et al. Incidence and management of primary malignant small bowel cancers: a well-defined French population study. Am J Gastroenterol 101: 2826-2832, 2006.

[2]Chow JS, Chen CC, Ahsan H, et al. A population-based study of the incidence of malignant small bowel tumours: SEER, 1973-1990. Int J Epidemiol 25: 722-728, 1996.

[3]Legué LM, Bernards N, Gerritse SL, et al. Trends in incidence, treatment and survival of small bowel adenocarcinomas between 1999 and 2013: a population-based study in The Netherlands. Acta Oncol 55: 1183-1189, 2016.

[4]Mitsui K, Tanaka S, Yamamoto H, et al. Role of double-balloon endoscopy in the diagnosis of small-bowel tumors: the first Japanese multicenter study. Gastrointest Endosc 70: 498-504, 2009.

[5]Sobin LH, Gospodarowicz MK, Witterkind CH. TNM classification of malignant tumours, 7th ed. Wiley Blackwell, Oxford, pp 153-159, 2009.

[6]渡辺英伸，岩淵三哉，岩下明徳，他．原発性の空・回腸腫瘍の病理—肉眼形態と組織像の対比．胃と腸　16: 943-957, 1981.

[7]McPeak CJ. Malignant tumors of the small intestine. Am J Surg 114: 402-411, 1967.

[8]蔵原晃一，八板弘樹，浅野光一，他．狭窄を来す小腸疾患の診断—X線診断の立場から．胃と腸　51: 1661-1674, 2016.

[9]長末智寛，蔵原晃一，鳥巣剛弘．小腸Case 1．胃と腸 56: 1188-1194, 2021.

[10]平野敦士，森山智彦，古賀秀樹，他．結節集簇様病変を呈した小腸進行癌の1例．胃と腸　43: 1854-1860, 2008.

[11]Chang HK, Yu E, Kim J, et al. Adenocarcinoma of the small intestine: a multi-institutional study of 197 surgically resected cases. Hum Pathol 41: 1087-1096, 2010.

[12]Sakae H, Kanzaki H, Nasu J, et al. The characteristics and outcomes of small bowel adenocarcinoma: a multicentre retrospective observational study. Br J Cancer 117: 1607-1613, 2017.

[13]Hong SH, Koh YH, Rho SY, et al. Primary adenocarcinoma of the small intestine: presentation, prognostic factors and clinical outcome. Jpn J Clin Oncol 39: 54-61, 2009.

[14]Aparicio T, Henriques J, Manfredi S, et al. Small bowel adenocarcinoma: Results from a nationwide prospective ARCAD-NADEGE cohort study of 347 patients. Int J Cancer 147: 967-977, 2020.

[15]Bilimoria KY, Bentrem DJ, Wayne JD, et al. Small bowel cancer in the United States: changes in epidemiology, treatment, and survival over the last 20 years. Ann Surg 249: 63-71, 2009.

[16]Overman MJ, Hu CY, Kopetz S, et al. A population-based comparison of adenocarcinoma of the large and small intestine: insights into a rare disease. Ann Surg Oncol 19: 1439-1445, 2012.

[17]Halfdanarson TR, McWilliams RR, Donohue JH, et al. A single-institution experience with 491 cases of small bowel adenocarcinoma. Am J Surg 199: 797-803, 2010.

[18]Fields AC, Hu FY, Lu P, et al. Small Bowel Adenocarcinoma: Is there a difference in survival for Crohn's versus sporadic cases? J Crohns Colitis 14: 303-308, 2020.

[19]Liao X, Li G, McBride R, et al. Clinicopathological and Mole-cular Characterisation of Crohn's Disease-associated Small Bowel Adenocarcinomas. J Crohns Colitis 14: 287-294, 2020.

[20]Grolleau C, Pote NM, Guedj NS, et al. Small bowel adenocarcinoma complicating Crohn's disease: a single-centre experience emphasizing the importance of screening for dysplasia. Virchows Arch 471: 611-617, 2017.

[21]八尾隆史，大城由美，和田了．小腸疾患の分類と病理診断．胃と腸　54: 440-449, 2019.

[22]Neugut AI, Jacobson JS, Suh S, et al. The epidemiology of cancer of the small bowel. Cancer Epidemiol Biomarkers Prev 7: 243-251, 1998.

[23]Yamasaki K, Takenaka K, Ohtsuka K. Laterally spreading tumor-like early cancer in ileum. Intern Med 58: 885-886, 2019.

[24]Aihara Y, Moriya K, Ishida E. Rare case of early jejunal cancer with laterally spreading tumor-like appearance. Dig Endosc 34: 246, 2022.

[25]Sasajima K, Chinzei R, Takahashi M, et al. Endoscopic submucosal dissection for an early ileal cancer. Gastrointest Endosc 81: 1031-1032, 2015.

[26]八尾恒良．ナプキンリング（napkin ring）．胃と腸 31: 375, 1996.

[27]Woodruff JH Jr, Skorneck AB. Malignant lymphoma of the

colon rectum; roentgen diagnosis. Calif Med 96: 181-183, 1962.

[28]Rubin BE, Rodriguez E, Mangasarian R, et al. Recurrent transitional cell carcinoma in an ileal conduit. Urol Radiol 1: 61-62, 1979.

[29]Bronson DL, Gamelli RL. Jejunal ulceration and stricture due to wax-matrix potassium chloride tablets and amitriptyline. J Clin Pharmacol 27: 788-789, 1987.

[30]岸昌廣, 平井郁仁, 矢野豊, 他. 狭窄を来す小腸疾患の診断―内視鏡診断の立場から. 胃と腸 51: 1676-1682, 2016.

Summary

Clinical Characteristics and Radiographic Findings of Primary Small-bowel Adenocarcinoma

Keisuke Kawasaki[1], Junji Umeno,
Koichi Kurahara[2], Shinjiro Egashira,
Yumi Oshiro[3], Minako Fujiwara[4],
Shinichiro Kawatoko[1,5], Yuichi Matsuno[1],
Yuta Fuyuno, Shin Fujioka,
Atsushi Hirano, Shuji Kochi[2,6],
Tomohiko Moriyama[1,7], Takehiro Torisu[1]

Objective: The aim of this study was to investigate the clinical characteristics and radiographic findings of primary small-bowel adenocarcinoma (PSBA). Methods: We identified 19 PSBA cases diagnosed at our institutions from 2006 to 2021, and their clinical characteristics and radiographic findings were investigated retrospectively. Results: The mean tumor size was 43.4mm. Twelve lesions were located in the jejunum and seven lesions in the ileum. Macroscopically, 15 lesions appeared as ulcerating type, of which 14 were circular stenosis type. In terms of the tumor-node-metastasis (TNM) classification, six (32%) cases were in Stage IV. Stage IV of TNM classification was a poor prognostic factor for both overall survival and event-free survival. In small-bowel radiographic findings, all circular stenosis-type lesions had napkin-ring sign, intestinal expansion of the oral side of the tumor, and overhanging edge. Conclusions: The poor prognostic factor of the PSBA include Stage IV of TNM classification. The radiographic procedures were useful for the diagnosis of PSBA with circular stenosis type.

[1]Department of Medicine and Clinical Science, Graduate School of Medical Sciences, Kyushu University, Fukuoka, Japan.

[2]Division of Gastroenterology, Matsuyama Red Cross Hospital, Matsuyama, Japan.

[3]Department of Pathology, Matsuyama Red Cross Hospital, Matsuyama, Japan.

[4]Department of Pathology, National Hospital Organization Kyushu Medical Center, Fukuoka, Japan.

[5]Department of Anatomic Pathology, Pathological Sciences, Graduate School of Medical Sciences, Kyushu University, Fukuoka, Japan.

[6]Division of Gastroenterology, Chihaya Hospital, Fukuoka, Japan.

[7]International Medical Department, Kyushu University Hospital, Fukuoka, Japan.

原发性小肠癌的临床病理学特征
——以内镜诊断为主

壶井 章克 [1]

冈 志郎 [2]

松原 由佳

平田 一成

隅冈 昭彦

饭尾 澄夫

田中 信治 [1]

摘要 ● 原发性小肠癌虽然比较罕见，但随着胶囊内镜和小肠镜的普及，其诊断数量也在增加。原发性小肠癌呈现各种各样的肉眼形态，与其他小肠肿瘤之间的鉴别很重要。不仅是胶囊内镜和小肠镜，还需要与传统的体外超声检查、小肠X线造影检查、增强CT检查等其他诊断方法结合，高效率地推进检查和诊断。但是，原发性小肠癌现在大多是在伴有其他脏器转移和腹膜种植的晚期状态下被发现的，今后有必要进一步确立早期诊断方法以及阐明病状。

关键词 　原发性小肠癌　双气囊内镜　胶囊内镜　临床病理学特征内镜诊断

[1] 広島大学病院内視鏡診療科　〒734-8551 広島市南区霞 1 丁目 2-3
E-mail：atsuboi@hiroshima-u.ac.jp
[2] 同　消化器・代謝内科

前言

过去仅靠体外超声检查、小肠 X 线造影检查、造影 CT 检查很难确定诊断原发性小肠癌，大多是在外科切除时才得以确诊。但现在，通过胶囊内镜检查（capsule endoscopy，CE）和气囊内镜检查（balloon endoscopy，BE）能够比较容易地进行术前诊断。另外，由于 CE 是非侵袭性检查，具有很好的诊断能力，对于不明原因消化道出血（obscure gastrointestinal bleeding，OGIB）是首选的方法。另一方面，虽然 BE 是具有侵袭性的检查，但其最大的优点是不仅可以观察深部小肠，还可以进行活检和内镜治疗。本文主要以笔者科室的经验为基础，概述原发性小肠癌的临床病理学特征以及内镜诊断。

笔者科室经治的原发性小肠癌病例的临床病理学特征

以 2005 年 5 月至 2021 年 12 月在笔者科室进行双气囊内镜检查（double balloon endoscopy，DBE）或结肠镜检查（colonoscopy，CS），被诊断为原发性小肠癌的 20 例病例和 27 个病变部位为对象，就其临床病理学特征进行了研究。另外，十二指肠病变及家族性大肠腺瘤病例被排除在研究对象之外。对于全部临床病理学事项，以《大肠癌处置规则第 9 版》为准进行了记载。

原发性小肠癌 20 例病例和 27 个病变部位的临床病理学特征如**表 1** 和**表 2** 所示。年龄中位数为 59 岁，男性较多，为 13 例（65%）。18 例（90%）因为有症状而被诊断，无症状的 2 例（10%）是在其他脏器癌筛查的 CT 检查

表1 原发性小肠癌的临床特征（对病例）

项目	原发性小肠癌（$n=20$）
年龄中位数（范围）	59（38～80）岁
性别（男性：女性）	13（65%）：7（35%）
观察期中位数（范围）	23（1～195）个月
症状的有无（有：无）	18（90%）：2（10%）
OGIB（有：无）	10（50%）：10（50%）
显性（overt）	6（30%）
隐性（occult）	4（20%）
腹部症状（有：无）	12（60%）：8（40%）
肠梗阻	9（45%）
腹痛	3（15%）
其他脏器癌既往史（有：无）	7（35%）：13（65%）
大肠癌	1（5%）
胃癌	1（5%）
乳腺癌	1（5%）
子宫体癌	1（5%）
肺癌	1（5%）
膀胱癌	1（5%）
胸腺癌	1（5%）
背景疾病（有：无）	2（10%）：18（90%）
Lynch综合征	2（10%）
同时性多发（有：无）	3（15%）：17（85%）
异时性多发（有：无）	1（5%）：19（95%）
施行CE（有：无）	9（45%）：11（55%）
病变观察困难	2（10%）
滞留	2（10%）
可否术前诊断（可：否）	19（95%）：1（5%）
治疗内容	
外科切除+化疗	15（75%）
单独化疗	2（10%）
旁路手术+化疗	1（5%）
单独外科切除	1（5%）
内镜治疗	1（5%）

（广岛大学医院2005年5月至2021年12月）

表2 原发性小肠癌的临床病理学特征（对病变）

项目	原发性小肠癌（$n=27$）
病变部位（空肠：回肠）	21（78%）：6（22%）
内镜下狭窄（有：无）	12（44%）：15（56%）
肉眼分型	
0	4（15%）
I s	2（7%）
II c	2（7%）
1	3（11%）
2	15（56%）
3	4（15%）
4	1（4%）
主要组织学分型	
tub1/tub2/pap	22（81%）
por1/muc/sig	5（19%）
肠壁浸润深度	
M	4（15%）
SM	0（0）
MP	0（0）
SS	11（41%）
SE/SI	9（33%）
不明	3（11%）
淋巴结转移（有：无）	13（48%）：14（52%）
远处转移（有：无）	9（33%）：18（67%）
腹膜种植	6（22%）
肝转移	3（11%）
远处淋巴结转移	1（4%）
最终病期	
0期	4（15%）
I 期	0（0）
II 期	8（30%）
III 期	6（22%）
IV 期	9（33%）

（广岛大学医院2005年5月至2021年12月）

中偶然被发现的病例。有症状的病例中，12例（60%）有腹部症状，10例（50%）有OGIB；有腹部症状的12例中，9例（45%）引起了肠梗阻。另外，7例（35%）合并有其他脏器癌的病史。作为背景疾病，Lynch综合征有2例（10%）。研究对象中有3例（15%）在诊断时发现小肠内病变同时性多发，1例（5%）在术后检查中发现异时性多发。9例（45%）进行了CE，有2例（10%）难以观察病变。难以观察病变的病例包括：由于伴于癌的肠狭窄，在口侧有大量残渣而观察困难的病例；以及因回肠末端的早期癌而行 CE 未能到达回肠末端而结束检查的病例。另外，由于 2 例（10%）胶囊有滞留而需要在 DBE 下回收 CE。对 19 例（95%）在 DBE 下施行了活检，术前即可确定诊断。由于回肠末端的粘连，深部插入困难的 1 例（5%）很难通过活检进行确定诊断。

病变部位为空肠 21 个病变（78%），回肠 6 个病变（22%）；其中 12 个病变（44%）呈管腔狭窄。23 个病变（85%）被诊断为晚期癌。作为肉眼分型，0-Ⅰs 型 2 个病变（7%），0-Ⅱc 型 2 个病变（7%），1 型 3 个病变（11%），2 型 15 个病变（56%），3 型 4 个病变（15%），4 型 1 个病变（4%），其中以 2 型最多。主要组织学分型为：高分化型管状腺癌 7 个病变（26%），中分化型管状腺癌 13 个病变（48%），乳头状腺癌 2 个病变（7%），低分化型腺癌（充实型）3 个病变（11%），黏液癌 1 个病变（4%），印戒细胞癌 1 个病变（4%），其中以高分化 ~ 中分化型腺癌较多。晚期癌病例均浸润至深于浆膜下层，13 例（48%）有淋巴结转移，9 例（33%）有远处转移。远处转移部位依次为：腹膜种植 6 例，肝转移 3 例，远处淋巴结转移 1 例（有重复）。作为最终病期，0 期为 4 个病变（15%），Ⅱ 期为 8 个病变（30%），Ⅲ 期为 6 个病变（22%），Ⅳ 期为 9 个病变（33%）。

作为治疗内容，20 例中有 16 例（80%）为外科切除的适应证，其中有 15 例（75%）施行了术后化疗。未施行术后化疗的病例是Ⅱ 期的病例，在术后 4 个月因大肠转移复发而施行了外科切除和化疗。另外，还发现了 1 例原计划部分切除，但由于伴有输尿管浸润而判断为无法切除原发灶，仅施行旁路手术后进行化疗的病例。另外，虽然早期癌 4 个病变均可通过内镜下黏膜切除术（endoscopic mucosal resection，EMR）整块切除，但其中 3 个病变为同时性多发，在开腹辅助下施行了 EMR。

不同病期的总生存率如**图 1** 所示。原发性小肠癌整体的 5 年生存率为 32%，当从不同病

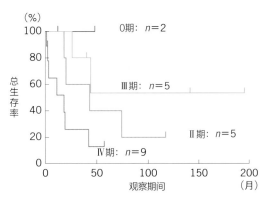

图1 笔者科室经治的原发性小肠癌的总生存率曲线。以《大肠癌处置规则第9版》为准

期来看时，Ⅱ 期为 40%，Ⅲ 期为 53%，Ⅳ 期为 13%（0 期的观察期均不足 5 年）。Ⅱ 期的 5 例中有 4 例术后复发，Ⅲ 期的 5 例中有 2 例术后复发。复发部位以腹膜种植最多，5 例中有 1 例发生大肠转移。术后复发病例全部因原病死亡。下面列出代表性的病例。

[**病例 1**] 60 多岁，男性。偶发性被检查出的 1 例早期空肠癌病例（**图 2**）。

胰腺癌、小肠癌术后随访中。在小肠癌术后 6 年的复查内镜检查中，在空肠发现了早期癌。通过 DBE 在空肠发现有长径 5 mm 大小的凹陷型病变（**图 2a、b**）。在 CE 中也发现在空肠有凹陷型病变（**图 2c**）。诊断为 0-Ⅱc 型的早期癌，开腹辅助下施行了 EMR（**图 2d**）。最终组织病理学诊断为：tub1 > tub2，pTis，Ly0，V0，pHM0，pVM0（**图 2e、f**）。术后 4 年，无复发，随访观察中。

[**病例 2**] 70 多岁，男性。因便潜血阳性被检查出的 1 例回肠末端的早期癌病例（**图 3**）。

在查体中被指出便潜血呈阳性，通过施行 CS 在回肠末端发现了病变，为了进行详细检查和治疗而被介绍到笔者科室就诊。在笔者科室施行的 CS 中，在回肠末端发现了长径 15 mm 大小的发红的隆起型病变（**图 3a**）。通过窄带成像（narrow band imaging，NBI）联合放大观察，诊断为相当于日本 NBI 专家组（the Japan NBI Expert Team，JNET）分类的 2B 型（图

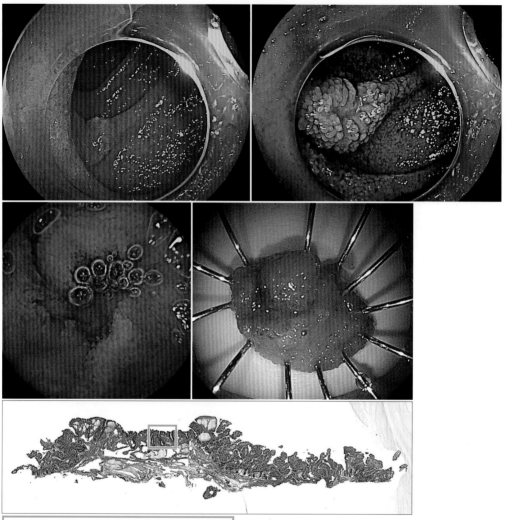

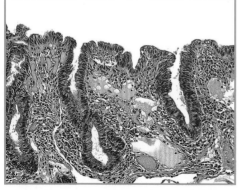

a	b
c	d
e	
f	

图2 ［病例1］偶然发现的1例早期空肠癌病例

a DBE像（常规观察）。见有长径5 mm大小的凹陷型病变。

b DBE像（靛胭脂色素染色观察）。凹陷面变得清晰了。

c CE像。在DBE中指出的病变在CE中也被观察到。

d EMR标本。

e 组织病理像（实体显微镜像）。

f e的蓝框部低倍放大像。最终组织病理学诊断为：tub1 > tub2，pTis，Ly0，V0，pHM0，pVM0。

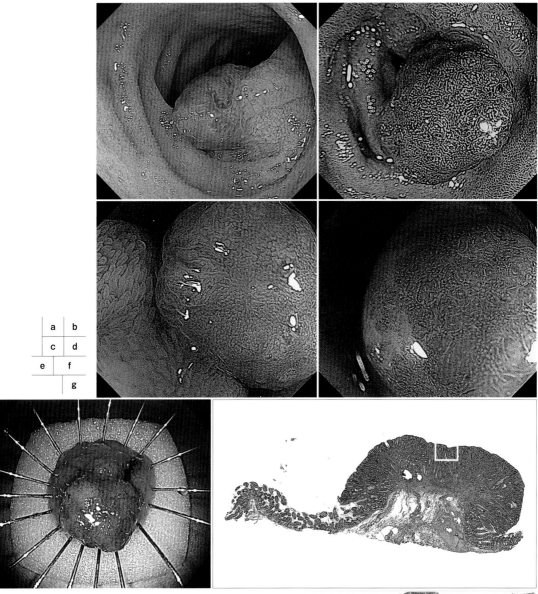

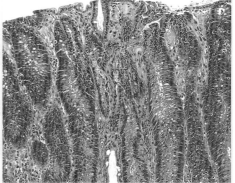

图3 [病例2]以便潜血阳性为契机被诊断的1例回肠末端的早期癌病例

a CS像（常规观察）。在回肠末端发现长径15 mm大小的发红的隆起型病变。

b CS像（NBI联合放大观察）。为与JNET 2B型相当的表现。

c CS像（靛胭脂色素染色放大观察）。见有不规则的表面结构。

d CS像（结晶紫染色放大观察）。为与V_I型高度不规则的小凹模式（pit pattern）相当的表现。

e EMR标本。

f 组织病理像（实体显微镜像）。

g f的黄框部低倍放大像。最终组织病理学诊断为：tub1，pTis，Ly0，V0，pHM0，pVM0。

3b）。通过色素染色放大观察诊断为相当于 V_1 型高度不规则的小凹模式（pit pattern）（**图3c、d**），诊断为回肠末端的 0-Ⅰs 型早期癌。施行了 EMR（**图3e**），最终组织病理学诊断为：tub1，pTis，Ly0，V0，pHM0，pVM0（**图3f、g**）。术后经过 2 年，目前未见复发，随诊观察中。

[**病例3**] 60 多岁，女性。因隐性 OGIB 发现诊断的 1 例原发性小肠癌病例（**图4**）。

在检诊中发现便潜血阳性，为 Hb 8.9 g/dL 的贫血状态，虽然施行了 CS，但未见异常，为了详细检查小肠并加以治疗，被介绍到笔者科室就诊。通过经肛门 DBE 在回肠末端发现有不规则的溃疡型病变，伴有 3/4 周性的环堤。虽然管腔变窄，但内镜可以毫无阻力地通过（**图4a、b**）。在 CE 中无法辨识整体的表现，但在回肠末端发现有黏膜下肿瘤（submucosal tumor，SMT）样的隆起，肠液呈淡血性（**图4c**）。在小肠 X 线造影检查中，回肠末端呈长径 30 mm 的不规则的管腔狭窄表现（**图4d**）。通过 DBE 下的活检，结果为 Group 5（por1），诊断为 2 型晚期癌，并施行了外科切除（**图4e**）。最终组织病理学诊断为：tub2 > tub1，pT3（SS），INFb，Ly1，V0，Pn0，pPM0，pDM0，pRM0，pN1（**图4f、g**），诊断为 Ⅲb 期。术后进行了 12 个月的卡培他滨（Capecitabine）辅助化疗，至今经过了 40 个月，仍处于无复发生存状态。

[**病例4**] 40 多岁，男性。因肠梗阻症状而发现的 1 例原发性小肠癌病例（**图5**）。

从 1 个月前开始餐后呕吐，感到腹痛，因而到附近医院就诊。通过腹部 CT 发现肠梗阻和空肠壁增厚，为了详细检查而被介绍到笔者科室就诊。没有发现肿瘤标志物升高和贫血。通过经口 DBE 在空肠发现占据管腔的不规则隆起型病变，内镜不能通过（**图5a、b**）。通过小肠 X 线造影检查，在空肠中发现有长径 35 mm 大小、几乎占据管腔全周的边界清晰、边缘不规则的隆起型病变（**图5c**）。通过 DBE 下活检，结果为 Group 5（tub1），诊断为 1 型晚期癌施行了外科切除（**图5d**）。最终组织病理学诊断为：tub2 > tub1，pT3（SS），INFb，Ly0，V0，pPM0，pDM0，pRM0，pN0（**图5e、f**），诊断为 Ⅱa 期。术后进行了卡培他滨辅助化疗，术后 14 个月发现直肠种植转移，术后 32 个月发现腹膜种植转移，虽然继续进行了包括手术、化疗和放疗在内的各种治疗，但患者在术后 74 个月因原病死亡。

讨论

1. 小肠和小肠癌的特征

小肠约占整个消化道 3/4 的长度，黏膜面积约占 9 成，是一个长而大的器官，但除了十二指肠以外，小肠癌的发生率仅占整个消化道癌的 0.1% ~ 0.3%，发生率非常低。其发生率低的原因被认为有：①食物在小肠的通过时间快，暴露于致癌物的时间短；②小肠内容物为液态，致癌物的浓度低；③致癌物分解酶的活性比在大肠强；④使胆汁转变为致癌物的厌氧菌少；⑤体液免疫和细胞免疫在小肠中都很活跃；⑥小肠的正常细胞增殖速度快；等等。关于原发性小肠癌的发生率，八尾等在 1995—1999 年的 5 年间报道的 481 例原发性小肠恶性肿瘤中，原发性小肠癌为 157 例（32.6%）。另外，Mitsui 等报道，2000—2005 年施行 DBE 后诊断为小肠肿瘤的 144 例中，原发性小肠癌为 14 例（9.7%）。原发性小肠癌的男女比例约为 2：1，男性多发；好发年龄为 50 ~ 60 岁；好发部位在空肠为距 Treitz 韧带 50 cm 以内的空肠近端，在回肠为距回盲部 50 cm 以内的回肠远端。笔者等所经治的 20 例 27 个病变也全部存在于空肠近端或回肠远端。组织病理学表现以高分化 ~ 中分化型管状腺癌为主，但据报道也有混合有低分化成分及未分化成分的情况，均为与通过所经治病例的研究不矛盾的结果。

2. 原发性小肠癌的特征

由于原发性小肠癌大多没有症状，在初期阶段被发现的机会极少，多数情况下是由于肿瘤增大而使肠腔变窄，导致腹痛、恶心、呕吐等肠梗阻症状，或因贫血、黑便等显性出血而

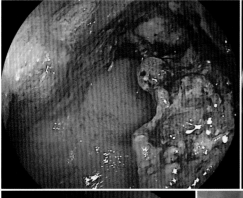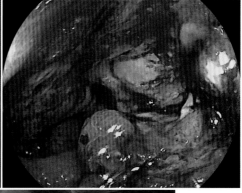

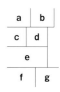

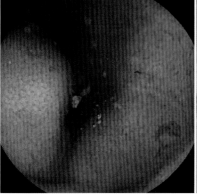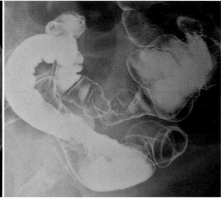

图4 ［病例3］以隐性OGIB为契机被诊断的1例原发性小肠癌病例

a DBE像（常规观察）。在回肠末端发现伴有3/4周性环堤的不规则的溃疡型病变。

b DBE像（靛胭脂色素染色观察）。虽然管腔变窄，但DBE的内镜可毫无阻力地通过。

c CE像。虽然无法看清全貌，但在回肠末端有SMT样隆起，肠液呈浅淡的血性。

d 小肠X线造影像。在回肠末端呈长径30 mm的不规则的管腔狭窄表现。通过活检为Group 5（por1），施行了外科切除。

e 外科切除标本。

f 组织病理像（实体显微镜像）。

g f的黄框部低倍放大像。最终组织病理学诊断为：tub2>tub1，pT3（SS），INFb，Ly1，V0，Pn0，pPM0，pDM0，pRM0，pN1，诊断为Ⅲb期。

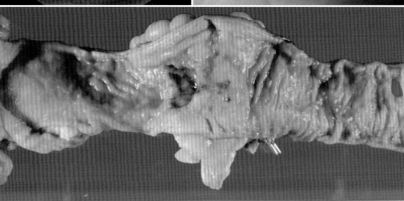

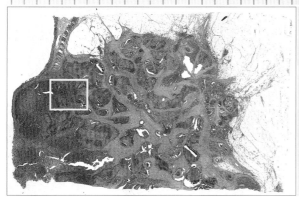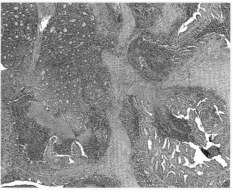

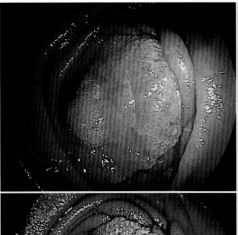
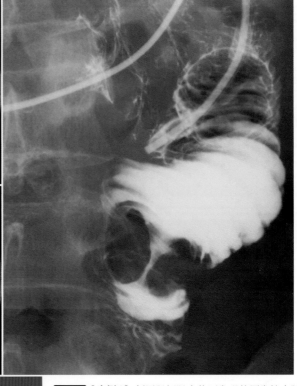
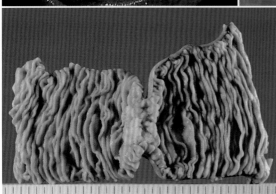

图5［病例4］1例因肠梗阻症状而发现的原发性小肠癌病例

a DBE像（常规观察）。在空肠见有占据管腔的不规则的隆起型病变，内镜不能通过。

b DBE像（靛胭脂色素染色观察）。因喷洒色素而边界变得更加清晰了。

c 小肠X线造影像。在空肠发现长径35 mm大小、几乎占据管腔全周的边界清晰、边缘不规则的隆起型病变。通过DBE下的活检，结果为Group 5（tub1），施行了空肠部分切除术。

d 外科切除标本。

e 组织病理像（实体显微镜像）。

f e的绿框部低倍放大像。最终组织病理学诊断为：tub2 > tub1，pT₃（SS），INFb，Ly0，V0，pPM0，pDM0，pRM0，pN0，诊断为Ⅱa期。

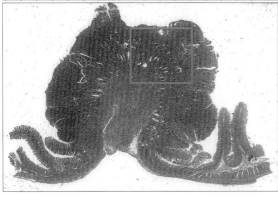
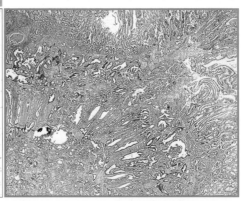
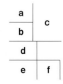

被注意到。据知原发性小肠癌的风险因素有遗传性疾病家族性大肠腺瘤病、Lynch综合征、Peutz-Jeghers综合征等，还有慢性炎症性疾病克罗恩病、乳糜泻、肥胖等。据报道，在欧美约有20%病例患有遗传性疾病和慢性炎症性疾病，而在源于日本的报道中则为5%～8%。在所经治病例中，没有1例是以慢性炎症性疾病克罗恩病和乳糜泻为背景的病例，有可能在人种之间风险因素不同。

原发性小肠癌多数以晚期癌被发现，而晚期癌的内镜表现为易出血性的不规则的肿瘤和溃疡以及肠腔变窄等，多呈现所谓的2型晚期癌（溃疡局限型）的形态。肉眼分型大致分为隆起型和溃疡型，溃疡型又进一步被细分为非狭窄型、管外发育型、环状狭窄型，其中环状狭窄型的比例最高。在所经治病例中，肉眼分型以2型最多，在晚期癌23个病变中，有12个病变（52%）在内镜下呈狭窄型。由于原发性小肠癌有癌瘤向肠管的短轴方向进展的趋势，因此容易呈现被称为餐巾环征（napkin-ring sign）的较短的环状狭窄，特征是在狭窄周围的肿瘤部分有边界清晰的结节状隆起。由于小肠的管腔窄，在狭窄病例中多数情况下很难观察到整个病变，有时也会为鉴别而苦恼。由于发现的病例数还很少，原发性小肠癌的CE的特征性表现尚未被确立。另外，虽然CE是非侵袭性检查，但在狭窄型病例中有滞留的风险，在其他检查中怀疑为原发性小肠癌的情况下需要注意。像[病例3]一样，多数情况下仅有病变的一部分作为近距像被扫查出来（图4c），而不能捕捉到肿瘤的整体像，但也有时乍一看像SMT一样被观察到，这一点需要注意。在进行CE读片时，还可参考病变口侧肠管的扩张、残渣的潴留、15 min以上的CE通过延迟等表现。另外，关于早期癌，有隆起型、表面隆起型、表面凹陷型等，其形态是各种各样的，因为病例数还很少，今后还需要多个临床机构积累病例。

3. 原发性小肠癌的鉴别疾病

作为应该与原发性小肠癌相鉴别的疾病，最重要的是恶性淋巴瘤。特别是在狭窄型的恶性淋巴瘤的情况下，与原发性小肠癌之间的鉴别是一个问题。恶性淋巴瘤的情况下，作为内镜下的鉴别要点，重要的是通过送气引起的管腔的伸展性良好，以及病变边界部相对平缓等。在晚期癌中，环堤的部分也有时会像SMT一样被观察到，因此难以与消化道间质瘤等相鉴别的情况也不少。为了确定诊断，需要在内镜下从溃疡边缘进行定位活检。

结语

本文主要阐述了原发性小肠癌的临床病理学特征及内镜诊断的现状。由于CE和BE的普及，关于原发性小肠癌的内镜诊断学正在逐步得到确立。但是，目前原发性小肠癌大多数还是在伴有其他脏器转移和腹膜种植的晚期状态下被发现的，期待今后大家致力于小肠癌早期发现和关于小肠癌的发生/发育进展的研究成果。

参考文献

[1]Ohmiya N, Yano T, Yamamoto H, et al. Diagnosis and treatment of obscure GI bleeding at double balloon endoscopy. Gastrointest Endosc 66: S72-77, 2007.

[2]岡志郎，田中信治，宍戸孝好，他．出血性小腸疾患に対する診断・治療の進め方．胃と腸 45: 312-320, 2010.

[3]山本博德，緒方晴彦，松本主之，他．小腸内視鏡ガイドライン．Gastroenterol Endosc 57: 2686-2720, 2015.

[4]大腸癌研究会（編）．大腸癌取扱い規約，第9版．金原出版，2018.

[5]Chen CC, Neugut AI, Rotterdam H. Risk factors for adenocarcinomas and malignant carcinoids of the small intestine: preliminary findings. Cancer Epidemiol Biomarkers Prev 3: 205-207, 1994.

[6]Haubrich WS, Schaffner F, Berk JE. Bockus Gastroenterology, 5th ed, Vol. 2. WB Saunders, Philadelphia, pp 1274-1290, 1995.

[7]八尾恒良，八尾建史，真武弘明，他．小腸腫瘍—最近5年間（1995～1999）の本邦報告例の集計．胃と腸 36: 871-881, 2001.

[8]Mitsui K, Tanaka S, Yamamoto H, et al. Role of double-balloon endoscopy in the diagnosis of small-bowel tumors: the first Japanese multicenter study. Gastrointest Endosc 70: 498-504, 2009.

[9]川井啓市，馬場忠雄，赤坂裕三，他．わが国における小腸疾患の現況と展望．胃と腸 11: 145-155, 1976.

[10]濱田義浩，二村聡．小腸悪性腫瘍の臨床病理学的特徴
—小腸原発性上皮性悪性腫瘍（癌腫）の臨床病理学的
検討．胃と腸　48: 1380-1391, 2013.

[11]Raghav K, Overman MJ. Small bowel adenocarcinomas—existing
evidence and evolving paradigms. Nat Rev Clin Oncol　10:
534-544, 2013.

[12]Aparicio T, Henriques J, Manfredi S, et al. Small bowel
adenocarcinoma: Results from a nationwide prospective
ARCAD-NADEGE cohort study of 347 patients. Int J Cancer
147: 967-977, 2020.

[13]Tsuboi A, Urabe Y, Oka S, et al. Genomic analysis for the
prediction of prognosis in small-bowel cancer. PLoS One
16: e0241454, 2021.

[14]Sakae H, Kanzaki H, Nasu J, et al. The characteristics and
outcomes of small bowel adenocarcinoma: a multicentre
retrospective observational study. Br J Cancer　117: 1607-
1613, 2017.

[15]岡志郎，田中信治，飯尾澄夫，他．小腸の腫瘍性・腫
瘍様疾患—原発性小腸癌と転移性小腸腫瘍．胃と腸
54: 451-460, 2019.

[16]多田修治，上原正義．12．腫瘍性病変A-1．上皮性腫
瘍2）小腸癌．八尾恒良，飯田三雄（編）．小腸疾患
の臨床．医学書院，pp 326-331, 2004.

[17]Tang SJ, Zanati S, Dubcenco E, et al. Capsule endoscopy
regional transit abnormality: a sign of underlying small bowel
pathology. Gastrointest Endosc　58: 598-602, 2003.

[18]岡志郎，田中信治，野田育江，他．小腸腫瘍をめぐっ
て—小腸悪性腫瘍: GIST．Intestine　15: 143-150, 2011.

Summary

Clinicopathological Features and Endoscopic Diagnosis
of Primary Small-bowel Cancer

Akiyoshi Tsuboi[1], Shiro Oka[2],
Yuka Matsubara, Issei Hirata,
Akihiko Sumioka, Sumio Iio,
Shinji Tanaka[1]

　Primary small-bowel cancer is relatively uncommon, but the
incidence of the disease has increased with the widespread use
of capsule and balloon endoscopy. Primary small-bowel cancer
exhibits varied morphologies, and it is important to differentiate
it from other small-bowel tumors. Other diagnostic modalities,
such as conventional external ultrasonography, small-bowel
radiography, and contrast-enhanced computed tomography,
should be used in addition to capsule endoscopy and balloon
endoscopy for efficient diagnosis. However, primary small-bowel
cancer is often detected at an advanced stage, with metastasis
to other organs or peritoneal dissemination. Further issues to be
addressed include the establishment of an early diagnostic method
and the elucidation of the disease pathogenesis.

[1]Department of Endoscopy, Hiroshima University Hospital,
Hiroshima, Japan.
[2]Department of Gastroenterology and Metabolism, Hiroshima
　University Hospital, Hiroshima, Japan.

原发性小肠癌的影像学诊断
——以 CT 表现为中心

渡边 馨[1]
久保田一德
中田 学
伊藤 悠子
伴 慎一[2]

摘要●原发性小肠癌是一种罕见的肿瘤，仅占消化道恶性肿瘤的0.1% ~ 1.0%，关于其CT表现的综述报道也不多。虽然是有限的报道，但据报道小肠癌的CT表现是偏心性病变、管腔狭窄和溃疡形成等。在日本过去5年的病例报道中，呈狭窄型的病变占大部分，但在笔者医院经治的7例病例的研究中，除了狭窄型的病变以外，还发现了类似于恶性淋巴瘤的呈管腔扩张的病变。通过与组织病理学表现之间的对比，怀疑与肿瘤间质的纤维化和狭窄，以及坏死和髓样增生和扩张之间有关。在小肠肿瘤的CT诊断上，认为不仅要考虑原发灶的形态，还需要结合有无淋巴结转移和远处转移、转移灶和原发灶的坏死和不均一性等性状来进行分析。

关键词　原发性小肠癌　电子计算机断层扫描（CT）　狭窄　内腔扩张　坏死

[1] 獨協医科大学埼玉医療センター放射線科　〒343-8555 越谷市南越谷 2 丁目 1-50　E-mail : k-wtnb@dokkyomed.ac.jp
[2] 同　病理診断科

前言

小肠恶性肿瘤占全部消化道恶性肿瘤的5%以下，与小肠的面积和全长相比发生率较低，小肠癌占全部消化道恶性肿瘤的0.1% ~ 1.0%。另外，在小肠癌中，与十二指肠原发癌相比，作为本次主题的空肠和回肠的原发病变较少。因此，关于空肠癌和回肠癌的包括 CT 在内的影像学表现的综述报道并不多。

本文是在笔者医院的影像学诊断报告系统的基础上，以"小肠癌""小肠肿瘤"为关键词进行全文检索，选出其中病理学诊断为小肠癌的病例，对可参照术前影像的 7 例，综述其 CT 表现和组织病理学表现，结合文献分析进行报道。

另外，由于到 2022 年 3 月为止还没有关于小肠癌的处置规则，所以组织病理学表现以《大肠癌处置规则第 9 版》（2018）为准进行了记载。

检查方法

本次的病例均为回顾性分析，多个 CT 装置的图像混在一起。早期的病例还包括约 15 年前的，摄影条件不固定。

幸运的是，上述全部病例在术前均施行了增强 CT 为了评估与脉管之间的关系、提高与周围结构的对比度、评估内部的变性和坏死，采用了增强 CT 图像。对于在多个时间点进行造影的病例，可以看到原发灶的良好的造影效果，采用了易于评估有无造影不良区域的静脉相的图像。在 CT 断面像方面，只有约 15 年前拍摄的[病例7]采用了 7 mm 厚的断面像，其他病例采用了目前躯干 CT 的标准重建条件下的 5 mm 厚的图像。

在迄今为止的报道中，在消化道肿瘤的 CT 检查中，也有为了减少由消化道蠕动所引起的运动伪影（motion artifact）而建议使用抗胆碱药等抑制胃肠蠕动的报道。在笔者医院虽然没有给予抗胆碱药，但由于近年的 CT 摄影速度很快，还没有遇到过因运动伪影而影响诊断的病例。虽然有关于在 CT 检查中经口造影剂的有用性的报道，特别是还有关于通过给予经口造影剂和抗胆碱药等抑制蠕动的报道，但还存在有神经内分泌肿瘤等多血性肿瘤的造影效果不明显以及在目标部位是否有足够的造影剂停留等问题，到目前为止给予经口造影剂和抗胆碱药的方案还不是首选，在笔者医院也没有施行。

病例

［**病例 1**］ 70 多岁，女性。

因一个月前开始感觉胸口痛而前来就诊。起初无贫血，也无肝功能损伤和肾功能损伤。未发现电解质异常，也未发现肿瘤标志物升高。

在施行增强 CT 检查中发现充满小肠内腔的肿瘤和口侧的肠扩张，被诊断为肿瘤所引起的肠梗阻。

充满于肠腔的肿瘤的软组织浓度在背侧一直连续到肠系膜内的软组织图像，判断为向肠系膜的浸润。在浸润部附近发现有伴中心部造影不良的多处淋巴结肿大，判断为伴有坏死的淋巴结转移。肿大的淋巴结与原发灶之间的边界不清晰，提示有浸润（**图 1a**）。

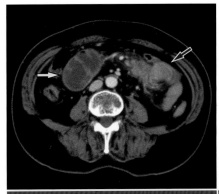

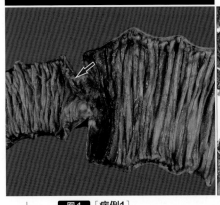
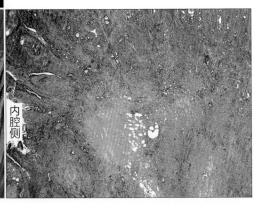

图1 ［**病例1**］

a
—
b ｜ c

a 造影CT像。见有充满于小肠内腔的原发灶（红色箭头所指）。从背侧到内侧浸润于肠系膜，可观察到连续的软组织浓度。与浸润部形成一团，见有中心部造影不良、伴有坏死的淋巴结转移。在病变部小肠梗阻，可见口侧小肠的扩张（黄色箭头所指）。
b 切除标本的肉眼观察像。见有亚全周性的3型晚期癌，即使在固定标本中，该部位的内腔也变窄（红色箭头所指）。
c 组织病理低倍放大像。见有伴严重间质反应和纤维化而增生的肿瘤。

为解除梗阻而施行了肿瘤切除术，根据组织病理学表现诊断为：3 型，2.3 cm×1.8 cm，tub2 > por2 > pap，pT3（SS）的腺癌。由于显著的狭窄，在变窄的内腔面上可见 pap 成分，壁的浸润部伴有以愈合状腺管的小胞巢为主体的 tub2 成分和 por2 成分严重的间质反应和纤维化而增生。含有无淋巴结结构的壁外非连续性癌进展病灶（extramural tumor deposits without lymph node structure，EX），并伴有淋巴结转移（2/5）（**图 1b、c**）。

[**病例 2**] 40 多岁，女性。

在贫血的详细检查中被检查出便潜血呈阳性。在下消化道内镜检查中未发现出血灶，进行胶囊内镜检查（capsule endoscopy，CE），检查发现在空肠有易出血性肿瘤，通过单气囊内镜检查（single balloon endoscopy，SBE）的活检被诊断为小肠癌。

在增强 CT 检查中，见有观察不到黏膜层结构的无结构的全周性肠壁增厚，可见扩张的肠腔。在肠腔中见有气液平。肠系膜侧的边界不清晰，提示有浸润。在肠系膜上见有多个伴有中心部造影不良的淋巴结肿大，判断为伴有坏死的淋巴结转移（**图 2a**）。

进行了右半结肠合并小肠肿瘤切除术，根据组织病理学表现诊断为：3 型，6 cm×5 cm，tub2，pT4b（SI）的腺癌，浸润至横结肠。以腺泡状的愈合小腺管伴有相对狭窄的间质，形成大型的胞巢而增殖为主要表现，在肠腔面侧

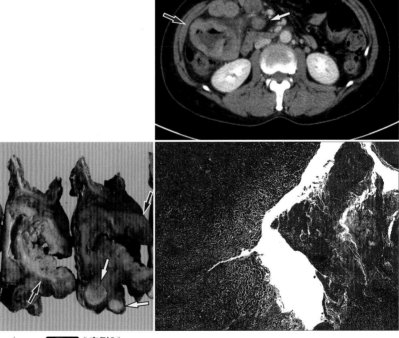

a	
b	c

图 2 [**病例 2**]

a 造影 CT 像。见有扩张的内腔、内部伴有液体潴留的空肠肿瘤（红色箭头所指）。在腹侧边缘不规则，边界不清，浸润于肠系膜。在肠系膜上见有中心部造影不良、伴有坏死的多发淋巴结转移（黄色箭头所指）。
b 剖面像。在剖面像中也可观察到伴有扩张的内腔的空肠肿瘤（红色箭头所指）。可见多发淋巴结转移（黄色箭头所指）。
c 组织病理低倍放大像。在左侧可以看到呈髓样增殖的区域。在右侧的内腔侧见有伴重度坏死的肿瘤。

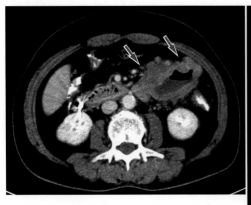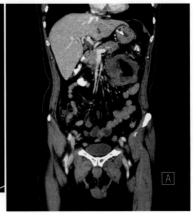

a ｜ b

图3 ［病例3］

a 造影CT像。见有扩张的内腔的全周性空肠肿瘤，可见液面形成。在腹侧广泛浸润于肠系膜。在内侧见有肠系膜的淋巴结转移（红色箭头所指）。部分淋巴结与浸润部连成一团。淋巴结转移较小，可见均一的造影效果。

b 冠状断面像。更清晰地扫查出扩张的内腔。

有明显的中性粒细胞浸润和坏死表现。发现肿大的转移淋巴结（4/7），在转移灶内还伴有重度坏死（**图2b、c**）。

［**病例3**］ 60多岁，男性。

以从1个月前开始感到食欲不振为主诉而前来就诊。经采血化验确认有贫血。尽管经过上消化道内镜检查（esophagogastroduodenoscopy，EGD）未能明确病因，但便潜血为阳性。

在增强CT检查中发现了与前一病例类似的具有扩张肠腔的全周性空肠肿瘤。

肿瘤腹侧的边缘凹凸不整，部分呈锯齿状轮廓，浸润至肠系膜。在该部位发现多个肠系膜的淋巴结肿大，判断已转移。淋巴结转移比较小，呈均一的造影效果（**图3**）。

尽管也进行了手术，但由于自肠系膜上动脉周围开始，空肠系膜的淋巴结转移形成一团，无法切除，因而施行了肿瘤活检和旁路手术。根据活检的组织病理学表现，诊断为愈合状/筛状小腺管伴有相对狭窄的纤维性间质而增生的相当于tub2的腺癌。

［**病例4**］ 60多岁，女性。

因为腹痛而就诊。经采血化验，CA19-9值轻度升高。

通过造影CT检查，发现了具有扩张的肠腔、呈全周性肠壁增厚的小肠肿瘤。原发灶在背侧边缘不规则，浸润于肠系膜中（**图4a**）。见有多个肠系膜的淋巴结肿大，判断已转移。淋巴结转移的中心部显影明显不良，判断为提示变性、坏死的表现（**图4b**）。

进行了手术，根据组织病理学表现诊断为：3型，6.8 cm×3.4 cm，tub2＞por2，pT4a（SE）的腺癌。虽然是呈明显不规则溃疡的全周性溃疡型病变，但缺乏狭窄表现。以呈愈合状腺管大小胞巢的tub2成分为主体，混杂有por2成分，纤维性间质的宽度多样，重度坏死区域明显。在肠系膜断端部可见EX，确认有肠系膜内的淋巴结转移（4/6）。

［**病例5**］ 50多岁，女性。

详细的病史不详。在笔者医院初诊时的增强CT检查中发现已有多发性肝转移、淋巴结转移。原发灶为右下腹部的全周性小肠肿瘤，可观察到部分肠腔的扩张。无口侧肠管的扩张，CT上未见提示通过障碍的表现。肿瘤的边界不清晰，判断有浸润（**图5a、b**）。见有多个肿大的淋巴结，均伴有中心部的显影不良，判断为坏死（**图5c**）。见有多个环形强化（ring-

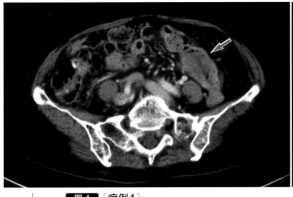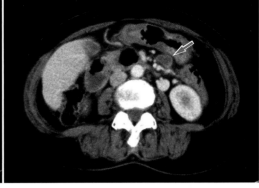

图4 ［病例4］

a 造影CT像（原发灶）。见有伴稍微扩张的肠腔的全周性小肠肿瘤（红色箭头所指）。在背侧偏左边缘不规则，可见向肠系膜的浸润。

b 增强CT像（淋巴结转移）。见有伴坏死的肠系膜的淋巴结转移，中心部造影不良（红色箭头所指）。

enhance）的边界不清的肝肿瘤，判断为转移（**图5d**）。

进行了原发灶的手术，连同粘连的相邻的小肠袢一起切除了。根据组织病理学表现诊断为：2型，6.0 cm × 5.0 cm，tub2 > por1，pT4b（SI）的腺癌。呈具有多结节状环堤的全周性肿瘤，在浆膜侧浸润于粘连的空肠（**图5e**）。以由愈合状/筛状腺管形成大型胞巢的tub2成分密集增殖表现为主体，混杂有充实状的por1成分。

［**病例6**］ 60多岁，男性。

以从半年前开始的腹泻、贫血、腹痛为主诉，在增强CT检查中发现伴有横结肠浸润的巨大空肠肿瘤。在原发灶可观察到呈略不均一增强效果的全周性的肠壁增厚。在扩张的肠腔中引起了液体潴留。扩张的小肠肿瘤的内腔在腹侧一直延伸到横结肠，判断为横结肠浸润、穿孔。在腹旁主动脉区域发现伴有中心部显影不良的淋巴结肿大，判断为转移（**图6a**）。在两肺上发现多个圆形结节，判断为多发性肺转移（**图6b**）。

在灌肠X线造影检查中，造影剂从横结肠脾曲附近流向扩张的病变部的小肠，为反映横结肠浸润和穿孔的表现（**图6c**）。

对原发灶进行了横结肠合并切除，根据组织病理学表现诊断为：3型，8 cm × 7 cm × 9 cm，tub2 > por2，pT4b（SI）的腺癌。形成明显的

深陷性溃疡并增殖，呈浸润于横结肠并贯通的表现（**图6d**）。以呈愈合状腺管的大小胞巢的tub2成分为主体，一部分混杂有por2成分，纤维性间质的宽度多样，重度坏死区域明显。在转移性淋巴结（3/5）中也确认有坏死。

［**病例7**］ 60多岁，男性。

由于贫血而进行了CE，指出有小肠肿瘤。虽然施行了增强CT检查，但本病例使用的是比其他病例更老的CT装置，摄影厚度为7 mm，是对小病变的评估有局限性的摄影条件。或许是因为这个原因，难以鉴定肿瘤（**图7a**）。

进行了手术，根据组织病理学表现诊断为：3型，2.2 cm × 1.9 cm，tub1 > muc > por2，pT4a（SE）的腺癌，形成了平皿状的溃疡型病变（**图7b**）。分化比较好的tub1成分在一部分形成了黏液结节，还有一部分呈纤维性间质较宽的por2成分。未能确认淋巴结转移。

讨论

本文回顾了过去在笔者医院经治的7例小肠癌病例。

虽然是以空肠癌和回肠癌为对象的研究，但与十二指肠和空肠的边界、大肠和回肠的边界不同，在CT检查中没有明确区分空肠和回肠的边界，如果明显是十二指肠近端，则可以

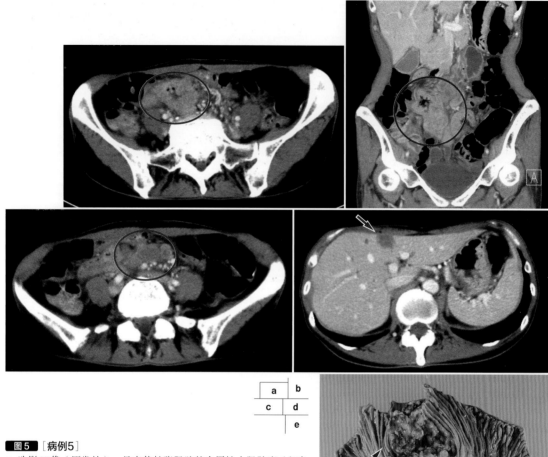

a	b
c	d
	e

图5 ［病例5］

a 造影CT像（原发灶）。见有伴扩张肠腔的全周性小肠肿瘤（红色圆圈部）。边界不清，边缘凹凸不规则，考虑是浸润。

b 冠状断面像。同样见有伴扩张的内腔肠壁增厚（红色圆圈部）。

c 造影CT像（淋巴结转移）。在小肠系膜见有多个肿大淋巴结转移（红色圆圈部）。中心部造影不良，判断为伴有坏死的淋巴结转移。

d 造影CT像（肝转移）。在肝S4段见有边界不清、呈边缘优势造影效果的肿瘤（红色箭头所指），诊断为肝转移的表现。在其他断面也可见多处肝转移。

e 切除标本的肉眼观察像。见有全周性的小肠肿瘤（红色箭头所指）。在小肠系膜上见有多个淋巴结转移（黄色箭头所指）。

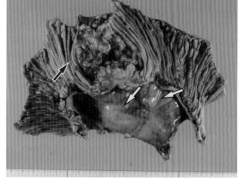

判断为病变来自空肠；如果明显是回盲部附近，则可判断为病变来自回肠，但在其他部位则不容易鉴别。在采用多维平面重建（multi-planar reconstruction，curved-MPR）测量全小肠的长度时，由于蠕动所引起的局部长度的变化以及在复杂的病例中很难进行肠腔的追踪，另外，考虑到图像制作所耗费的时间，难以在现实的日常临床中使用。因此，在日常临床进行CT读片时，只要不是明显的口侧、肛侧，就作为"小肠"来记载和读片，在本报道中也以此为准。

虽然是有限的报道，但作为小肠癌的CT表现，据报道有边缘不规则、同心性的肠腔变窄和小肠梗阻、不对称性且不规则的肠壁增厚、溃疡形成等。作为罕见的表现，据知有息肉状

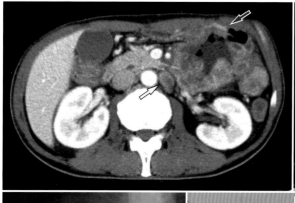
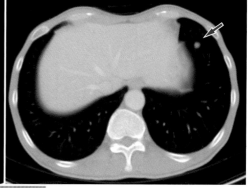
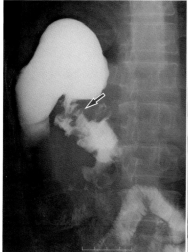
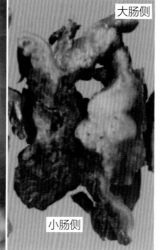

a	b
c	d

图6 ［病例6］

a 增强CT像。见有扩张的内腔的空肠肿瘤（红色箭头所指），肠壁的造影效果不均一，在左腹侧穿破到横结肠。见有伴坏死的主动脉旁淋巴结转移（黄色箭头所指）。

b 造影CT像（胸部）。见有圆形的小肿瘤（红色箭头所指），诊断为肺转移的表现。在其他断面也散见有同样的小肿瘤，判断为多发性肺转移。

c 灌肠X线造影像。从结肠脾曲通过瘘孔扩张的原发灶的小肠内腔被扫查出来（红色箭头所指）。

d 剖面肉眼观察像。从图像下方的小肠内腔经由瘘孔与上方的结肠内腔相连。

肿瘤和浸润性病变等。在X线造影表现中，呈较短节段性环状狭窄的病变作为餐巾环征（napkin-ring sign）被报道。

在笔者医院所经治的病例中，此前曾被认为是好发的狭窄型管状形态的只有1例。

7例中有5例的原发灶作为具有扩张的管腔的肠壁增厚被扫查出来，曾与此前在恶性淋巴瘤病例中被报道的动脉瘤扩张（aneurysmal dilation）有类似的表现。

Laurent等也报道了与笔者医院所经治病例类似的具有扩张的肠腔的病例，推测除了到目前为止被认为是典型的狭窄型病变以外，还呈现多种形态，包括类似恶性淋巴瘤的形态在内。

［病例7］是2 cm左右的小病变，是通过CE发现的，但通过CT检查难以鉴定。笔者认为，除了该病例是在比其他病例分辨率低的条件下进行评估的因素以外，无病变部的扩张和狭窄，也缺乏在检查肠腔的管径变化（caliber change）等病变时可参考的表现，所以难以指出病变。通过手术表现确认为pSE，之后引起了复发。

为了研究日本所报道病例的影像学表现，利用《医学中央杂志》数据库，以"小肠癌"为关键词检索了过去5年的病例报道，在与克罗恩病（Crohn disease）等基础疾病无关的报道中，根据无肠套叠和异物等的影响、可分析原发灶CT表现的23篇报道，分析了24例病例的影像学表现（**表1**）。

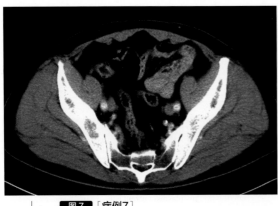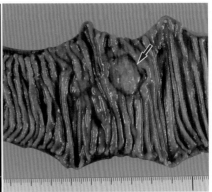

a	b

图7 ［病例7］

a 造影CT像。由于摄影装置的原因，进行的是7 mm厚度的摄影。在小肠未见明显的肿瘤和肠壁增厚，也未观察到提示通过障碍的口侧肠管的扩张。

b 切除标本的肉眼观察像。在小肠内腔见有1/3全周性的3型晚期癌（红色箭头所指）。

表1 从《医学中央杂志》数据库检索的过去5年间小肠癌病例的CT表现的分析

报道者	年龄	性别	CT表现
石桥等	50多岁	女性	全周性，狭窄
奥村等	40多岁	男性	全周性，狭窄
洼田等	60多岁	女性	全周性，狭窄
山崎等	60多岁	男性	全周性，狭窄
浦野等	80多岁	男性	全周性，狭窄
前平等	80多岁	女性	小病变，狭窄
多和田等	70多岁	女性	全周性，狭窄
虑等	70多岁	女性	全周性，狭窄，其他脏器浸润
大田等	70多岁	男性	全周性，狭窄
永井等	40多岁	女性	全周性，狭窄
花冈等	60多岁	女性	全周性，狭窄
佐藤等	60多岁	女性	全周性，狭窄
篠原等	50多岁	女性	小病变，狭窄
中込等	15岁以上	女性	全周性，狭窄
近藤等	40多岁	男性	全周性，狭窄
齐藤等	30多岁	女性	全周性，狭窄
竹元等	40多岁	男性	全周性，狭窄
中井等	50多岁	女性	全周性，狭窄
光星等	80多岁	男性	全周性，狭窄
	50多岁	男性	全周性，有管腔
柴田等	50多岁	男性	全周性，有管腔
前田等	70多岁	男性	全周性，有管腔，中心造影不良的淋巴结转移
村上等	40多岁	女性	全周性，有管腔，其他脏器浸润
石田等	80多岁	男性	巨大的1型肿瘤

光星等的1篇论文中报道有2例病例。

24例中有19例是肠腔明显狭窄的病例。1例形成了充满于肠腔的息肉状的1型肿瘤。4例虽然没有笔者医院所经治病例那种程度的肠腔扩张，但呈管腔明显的全周性肠壁增厚，显示类似于笔者医院所经治病例的表现。虽然在日本的报道中，狭窄明显的病例较多，但推测有类似于恶性淋巴瘤那样的管腔明显的病例等，呈多种多样的影像学表现。

在笔者医院的病例中，虽然呈狭窄的1例在组织病理学表现上观察到重度的间质反应，但具有扩张的肠腔的5例均比较缺乏间质反应，伴有重度的坏死。虽然没有提及CT表现，但1981年在本系列图书中也有关于肿瘤纤维化和狭窄的关系，以及在髓样型低分化型腺癌中见有非狭窄型溃疡局限型全周性肿瘤的报道。笔者医院经治的显示扩张的病例虽然是分化癌，但缺乏纤维化，坏死明显。据推测，以纤维化严重的肿瘤来说，在无狭窄和纤维化的病例中可能表现为扩张状态。

根据本次的研究，由于小肠癌原发灶在CT上表现出类似于恶性淋巴瘤的形态等多种形态，因此仅通过原发灶的CT表现进行小肠癌和恶性淋巴瘤等其他病变的鉴别有时会产生困难。另外，向肠系膜等周围的浸润趋势和肝转移、肺转移等其他脏器转移的存在也有助于鉴别小肠癌。另外，虽然淋巴结肿大在恶性淋巴瘤病例中也可以看到，但存在恶性淋巴瘤伴有坏死的情况极少，如果见有伴坏死的淋巴结转移的话，则认为有助于对小肠癌和淋巴瘤的鉴别。

结语

本文就小肠癌的CT表现，以日本过去5年的病例报道中的CT表现和笔者医院的7例经治病例的CT表现、病理表现为基础进行了分析报道。

参考文献

[1]Salto-Tellez M, Rugge M. Tumours of the small intestine and ampulla: Introduction. In The WHO Classification of Tumours Editorial Board（eds）. WHO Classification of Tumours, Digestive System Tumours, 5th ed. IARC press, Lyon, pp 116-117, 2019.

[2]Adsay NV, Nagtegaal ID, Reid MD. Non-ampullary adenocarcinoma. In The WHO Classification of Tumours Editorial Board（eds）. WHO Classification of Tumours, Digestive System Tumours, 5th ed. IARC press, Lyon, pp 124-126, 2019.

[3]本間周作，河本和幸，岡部道雄，他．原発性小腸癌13例の臨床経験．日臨外会誌 72: 2199-2203, 2011.

[4]丸山尚子，平田一郎．小腸悪性腫瘍の診断と治療—原発性上皮性悪性腫瘍（癌腫）．胃と腸 48: 1429-1436, 2013.

[5]Horton KM, Fishman EK. Multidetector-row computed tomography and 3-dimensional computed tomography imaging of small bowel neoplasms; current concept in diagnosis. J Comput Assist Tomogr 28: 106-116, 2004.

[6]Jasti R, Carucci LR. Small bowel neoplasms: a pictorial review. Radiographics 40: 1020-1038, 2020.

[7]Anzidei M, Napoli A, Zini C, et al. Malignant tumours of the small intestine; a review of histopathology, multidetector CT and MRI aspects. Br J Radiol 84: 677-690, 2011.

[8]Laurent F, Drouillard J, Lecesne R, et al. CT of small-bowel neoplasms. Semin Ultrasound CT MR 16: 102-111, 1995.

[9]石橋英樹，二村聡．原発性小腸癌．胃と腸 51: 1708-1709, 2016.

[10]奥村晋也，飯田拓，政野裕紀，他．腹腔鏡補助下に切除した空腸起始部原発性小腸癌の1例．日内視鏡外会誌 22: 377-382, 2017.

[11]窪田公一，吉野健司．明瞭画像で術前診断した原発性小腸癌の1例．外科 80: 1252-1255, 2018.

[12]山崎康，千野修，葉梨智子，他．種子による腸閉塞を契機に発見された多発転移を伴う原発性小腸癌の1例．日腹部救急医会誌 38: 669-673, 2018.

[13]浦野尚美，三方彰喜，水谷伸．小腸癌と虫垂癌の重複癌の1例．日外科系連会誌 42: 207-211, 2017.

[14]前平博充，川崎誠康，奥村哲，他．経鼻イレウス管による腸重積整復後に腹腔鏡補助下に切除した小腸癌の1例．日消外会誌 50: 311-316, 2017.

[15]多和田翔，松橋延壽，高橋孝夫，他．2度の大腸癌腹膜播種結節切除後に発症した原発性小腸癌の1例．日消外会誌 53: 36-45, 2020.

[16]慮尚志，高橋里奈，岡澤裕，他．血管バイパス術を用いて根治手術を行った外腸骨動脈・尿管浸潤小腸癌の1例．日臨外会誌 77: 2224-2228, 2016.

[17]大田多加乃，濱洲晋哉，工藤亮，他．転移性精巣腫瘍を契機に発見された原発性小腸癌の1例．日臨外会誌 79: 2443-2447, 2018.

[18]永井健一，山下晋也，北田隆起，他．腹腔鏡手術により切除し得た原発性小腸癌の1例．癌と化療 47: 2382-2384, 2020.

[19]花岡太郎，久保田陽，石戸謙次，他．腸閉塞を契機に診断，治療に至った原発性小腸癌の1例．Prog Dig Endosc 96: 136-138, 2020.

[20]佐藤拓也，吉田一成，山下由紀，他．腸重積で発症した原発性小腸癌の1例．癌と化療 45: 1373-1375, 2018.

[21]篠原翔一，俵藤正信，太田学，他．直腸癌術後に肺転移と同時発症した原発性小腸癌の1例．癌と化療 45: 1377-1379, 2018.

[22]中込英理子，西川雄祐，渕之上和弘，他．シングルバルーン内視鏡で診断しえた若年性小腸癌の1例．Prog Dig Endosc 91: 166-167, 2017.

[23]近藤潤也，前田祥成，西村拓，他．イレウスで発症

し腹腔鏡下に診断・治療した小腸癌の1例．癌と化療 43: 1848–1850, 2016.

[24]斎藤明菜，吉岡慎一，福永睦，他．単孔式腹腔鏡補助下小腸部分切除術を施行した若年女性に発症した原発性小腸癌の1例．癌と化療 43: 1684–1686, 2016.

[25]竹元雄紀，則行敏生，竹井大祐，他．長期生存を得られている腹膜播種を伴う小腸癌の1例．癌と化療 43: 121–124, 2016.

[26]中井慈人，松野裕旨，小西健，他．術前診断し得た原発性小腸癌に対して腹腔鏡補助下小腸部分切除術を施行し得た1例．癌と化療 47: 1977–1979, 2020.

[27]光星翔太，伊藤嘉智，木下淳，他．術前診断し根治切除した原発性空腸癌の2例．日外科系連会誌 43: 62–66, 2018.

[28]柴田賢吾，川村秀樹，吉田雅，他．腹腔鏡手術を行ったHIV感染症併存小腸癌の1例．日臨外会誌 78: 1547–1552, 2017.

[29]前田杏梨，松末亮，山口高史，他．原発性空腸粘液癌の1例．日臨外会誌 78: 500–505, 2017.

[30]村上大輔，松田健司，横山省三，他．外科的切除後の再発に対して放射線化学療法が有効であった原発性小腸癌の1例．癌と化療 46: 705–708, 2019.

[31]石田興一郎，中禎二，庄野嘉治，他．結腸浸潤および後腹膜膿瘍を伴った小腸癌の1例．和歌山医 68: 72–75, 2017.

[32]渡辺英伸，岩淵三哉，岩下明徳，他．原発性の空・回腸腫瘍の病理―肉眼形態と組織像の対比．胃と腸 16: 943–957, 1981.

Summary

Computed Tomography Findings of Primary Small Intestine Cancer

Kaoru Watanabe[1], Kazunori Kubota, Manabu Nakata, Yuko Ito, Shinichi Ban[2]

Tumors of primary small intestine cancer are considerably rare, which include 0.1%–1.0% of malignant tumors of the gastrointestinal tract. Furthermore, few reports exist on the CT (computed tomography) findings. However, these studies have reported CT findings of small intestine cancer showing eccentric lesions, luminal stenosis, and ulcer formation. In the case reports published in the past 5 years in Japan, the majority of the lesions showed stenosis. However, in the 7 cases experienced at our hospital, in addition to stenotic lesions, dilation of the lumen similar to malignant lymphoma was observed. In contrast to pathological findings, a link was suspected between tumor interstitial fibrosis and stenosis, necrosis, and medullary proliferation and dilation.

In CT diagnosis of small intestine tumor, it is necessary to examine not only the primary lesion but also lymph node metastasis and distant metastasis, necrosis, or heterogeneity of the metastatic lesion and primary lesion.

[1]Department of Radiology, Dokkyo Medical University Saitama Medical Center, Saitama, Japan.
[2]Department of Pathology, Dokkyo Medical University Saitama Medical Center, Saitama, Japan.

原发性小肠癌外科手术的现状与存在的问题

桥口 阳二郎 [1]

松田 圭二

野泽 庆次郎

端山 军

岛田 龙

金子 建介

福岛 庆久

大野 航平

浅古 谦太郎

冈田 有加

宫田 敏弥

冈 志郎 [2]

田中 信治 [3]

摘要● 小肠癌由于其稀少性，目前在外科治疗中尚未确立规定了肠切除范围、淋巴结清扫范围等的标准术式。当把大肠癌处置规则中的右侧结肠的区域淋巴结概念适用于空肠癌和回肠癌时，实际上是将自支配空肠动脉和回肠动脉的SMA主干开始的分支部作为主淋巴结（N3），将肠附近呈网状交通的部分作为肠旁淋巴结（N1），将二者中间的部分作为中间淋巴结（N2）。对于晚期癌，在距肿瘤的口侧和肛侧各确保10 cm的肠，关于血供方向，确定流入距离肿瘤10 cm以内的肠的营养血管，并在从SMA主干分支的地方切断。在肿瘤距离回盲瓣10 cm以内的情况下，则考虑切除回盲部。

关键词　小肠癌　TNM 分期　大肠癌处置规则　区域淋巴结　外科治疗

[1] 帝京大学医学部外科学講座　〒173-8606 東京都板橋区加賀 2 丁目 11-1
E-mail：yhashi@med.teikyo-u.ac.jp
[2] 広島大学病院消化器・代謝内科
[3] 広島大学大学院医系科学研究科内視鏡医学

前言

小肠癌只占消化道恶性肿瘤的 1% ~ 2%，是一种罕见的癌，由于诊断困难，多数情况下是作为晚期癌被发现的，外科治疗后的预后也不好。但是，近年来由于双气囊内镜和胶囊内镜的发展，可以诊断出比较早期的小肠癌了，其治疗尤其在内镜领域受到了人们的关注。

另一方面，在外科治疗方面，由于病例数少，淋巴结清扫范围、切除范围等标准术式尚未被确立。对于十二指肠癌，目前是根据胃癌和胰腺癌的临床经验；对于空肠癌和回肠癌，目前则是根据大肠癌的临床经验，由临床医生判断并决定切除范围。关于十二指肠癌，近年发布了十二指肠癌诊疗指南，提出了一定的标准。本文就空肠和回肠的原发性小肠癌，介绍其现状和存在的问题。

小肠的部位和解剖学特征

小肠腺癌约 45% 发生于十二指肠，35% 发生于空肠，20% 发生于回肠。据报道，仅就空肠癌和回肠癌来看时，好发年龄为 50 ~ 60 岁，其中空肠癌占 72%，回肠癌占 28%，多数发生于距 Treitz 韧带或回盲瓣 50 cm 以内。空肠和回肠通过 12 ~ 15 cm 长的肠系膜被连接于后腹壁上，两者之间没有明显的解剖学界限。在 UICC–TNM 分期（第 8 版，2017 年版）中，将口侧的 2/5 作为空肠，肛侧的 3/5 作为回肠。

前者占腹腔内的左上方，后者占右下方。与回盲瓣一致的管状部（回肠和盲肠的过渡部），如果依据《大肠癌处置规则第 9 版》的话，将被包括在盲肠内。小肠的 3 个部位（十二指肠、空肠、回肠）的组织学结构基本上相同。在大肠癌研究会所进行的有关小肠肿瘤的研究项目中，回肠癌与空肠癌相比具有预后更加良好的趋势，5 年总生存率为 63% 和 50%（P = 0.0878），疾病特异性生存率为 68% 和 56%，前者高于后者。

血管支配也有部位上的特征，对于空肠到口侧回肠，自肠系膜上动脉（superior mesenteric artery，SMA）分出较粗的空肠动脉和回肠动脉，当靠近肠时，在相邻的动脉之间分出许多交通支，形成网状流入小肠中。另一方面，对于回肠远端，SMA 末梢呈帘状分支，形成网状的交通支流入肠中。在回肠末端附近接受回结肠动脉和肠系膜上动脉的双重支配。这种差异在考虑小肠癌的清扫范围时非常重要。

小肠癌的症状

早期癌多数情况下无症状，多以便潜血检查阳性为线索。关于空肠癌和回肠癌，由于通过常规的内镜观察是不可能发现的，所以除了便潜血检查阳性以外，多数情况下是以贫血、腹痛、肠梗阻等症状为契机被发现的。大肠癌研究会的一项研究结果显示，有症状患者的预后明显不及无症状患者的预后。

小肠癌的诊断

距离 Treitz 韧带靠近肛侧的病变不仅很难发现，内镜活检也很困难，为了确定诊断，很多时候需要外科手术。但是，最近由于双气囊内镜的问世，即使对于比十二指肠更深处的病变，能够进行活检的病例也增加了。作为小肠癌患者常见的基础疾病，据知有 Lynch 综合征、家族性大肠腺瘤病（familial adenomatous polyposis，FAP）、Peutz-Jeghers 综合征等遗传性疾病，以及克罗恩病（Crohn disease）和溃疡性结肠炎等炎症性肠病等，根据基础疾病，有时选择与孤立性小肠癌不同的治疗方案和手术术式。

小肠癌的组织病理学检查

小肠恶性肿瘤的组织学分型多种多样，在十二指肠和空肠、回肠有若干不同。根据大肠癌研究会所进行的研究项目对空肠癌和回肠癌的统计，发病率以小肠腺癌（原发性和转移性）为最高，其次是恶性淋巴瘤和胃肠道间质瘤（gastrointestinal stromal tumor，GIST）。据报道，原发性小肠癌的组织学分型和大肠癌一样，分化型腺癌占多数，高分化 ~ 中分化型腺癌占 87% ~ 88%，低分化型腺癌占 12% ~ 13%。在转移性小肠癌的情况下，由于从恶性度高的癌发生转移的情况多，在病理诊断为小肠低分化型腺癌的情况下，多为肺癌、甲状腺癌等的转移病变，有必要考虑转移性小肠癌的可能性而进行检查。

小肠癌的病期分类

小肠腺癌的病期分类原则上是采用下面的 UICC-TNM 分期（第 8 版，2017 年版）进行诊断（**表 1**）。作为根据 TNM 分期在欧美的治疗效果，Ⅰ期、Ⅱ期、Ⅲ期的 5 年生存率分别为 85%、69%、50%。在大肠癌研究会所进行的研究项目中，根据《大肠癌处置规则第 9 版》的病期分类，Ⅰ期、Ⅱ期、Ⅲ a 期、Ⅲ b 期的 5 年总生存率分别为 71%、75%、66% 和 53%，疾病特异性 5 年生存率分别为 83%、82%、72% 和 53%，Ⅲ期预后不良，在一定程度上支持进行淋巴结清扫。

目前，关于空肠癌和回肠癌，大肠癌研究会正在制定相应的小肠癌处置规则，并在讨论 TNM 分期和大肠癌处置规则的可整合性。在日本被广泛使用的大肠癌处置规则中的规定和小肠癌的 TNM 分期之间在以下各点有很大的差异，在考虑小肠癌的外科治疗时，预先理解其

表1 TNM分期 第8版

原发灶的定义（T）	
T分期	T标准
TX	无法评估原发灶
T0	无原发灶的证据
Tis	高度异型/上皮内癌
T1	浸润至黏膜固有层或黏膜下层的肿瘤
T1a	浸润至黏膜固有层的肿瘤
T1b	浸润至黏膜下层的肿瘤
T2	浸润至固有肌层的肿瘤
T3	在无浆膜下层或浆膜的部分，虽然浸润至肌层周围（肠系膜和后腹膜等），但没有越过浆膜的肿瘤
T4	越过脏侧腹膜或直接浸润至其他脏器和结构物的肿瘤（通过其他小肠和肠系膜，或通过浆膜向腹壁浸润）
区域淋巴结的定义（N）	
N分期	N标准
NX	无法评估区域淋巴结
N0	区域淋巴结无转移
N1	区域淋巴结有1个或2个转移
N2	区域淋巴结有3个以上转移
远处转移的定义（M）	
M分期	M标准
M0	无远处转移
M1	有远处转移

AJCC预后阶段分组（stage group）：腺癌

T	N	M	阶段分组
Tis	N0	M0	0
T1 ~ T2	N0	M0	I
T3	N0	M0	ⅡA
T4	N0	M0	ⅡB
Any T	N1	M0	ⅢA
Any T	N2	M0	ⅢB
Any T	Any N	M1	Ⅳ

［根据 "Amin MB, et a（l eds）. American Joint Committee on Cance：r AJCC Cancer Staging Manual, 8th ed .Springer Nature 2017" 制作］

差异非常重要。

1. 关于早期癌浸润深度分类的差异

无论是小肠还是大肠，从内腔侧算起均由黏膜、黏膜下组织、肌层、浆膜这4层构成。小肠黏膜由黏膜上皮、下面的黏膜固有层以及构成黏膜的外边界的黏膜肌层形成。关于小肠早期癌浸润深度的标示，TNM 分期和大肠癌处置规则在以下各点上有很大的不同。

在 TNM 分期中，关于肠壁浸润深度的分类法（Tis、T1a、T1b），分为以下 3 类：①在黏

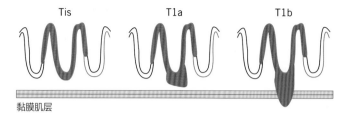

Tis　　　　　　T1a　　　　　　T1b

黏膜肌层

图1 TNM分期中的小肠癌的肠壁浸润深度分类

膜固有层无浸润；②浸润至黏膜固有层；③浸润至黏膜下层（**图1**）。

另一方面，在大肠癌处置规则中则分为以下 3 类：①停留于黏膜；②黏膜下浸润小于 1000 μm；③黏膜下浸润 1000 μm 以上。

2. 区域淋巴结概念的差异

在 TNM 分期中，为肠系膜上淋巴结（superior mesenteric nodes）肠旁组（juxtaintestinal group）中央上部组（central superior group）这 2 种分类。

另一方面，在大肠癌处置规则中，为肠旁淋巴结、中间淋巴结和主淋巴结这 3 种分类。

关于该事项，将在"小肠癌的治疗"项下进行详细的讨论。

3. 关于清扫范围的分类

在 TNM 分类中没有日本的胃癌和大肠癌处置规则中所定义那样的 D1 清扫、D2 清扫、D3 清扫的概念。

但是，将在日本被用于规定消化道切除范围的《大肠癌处置规则第 9 版》中的分类如何适用规定是与切除范围相关的重要信息。

DX：淋巴结清扫程度不明。

D0：肠旁淋巴结的清扫不完全。

D1：肠旁淋巴结被清扫了。

D2：肠旁淋巴结及中间淋巴结被清扫了。

D3：肠旁淋巴结、中间淋巴结及主淋巴结被清扫了。

小肠癌的治疗

关于大肠癌的治疗方面，已由大肠癌研究会发布了大肠癌处置规则和大肠癌治疗指南。另一方面，由于小肠腺癌极为罕见，以往没有

通过Ⅲ期临床试验进行临床试验验证，关于治疗的可行性，一直处于可信度水平（evidence level）较低的状态。特别是对于空肠腺癌和回肠腺癌，多数情况下是以大肠癌的治疗经验为背景选择治疗方法。

1. Ⅰ期的病例中，在肿瘤没有进入深部，被判断为可内镜切除的情况

虽然可施行内镜切除，但关于Ⅰ期的内镜切除后追加肠切除的标准尚未被确立。

2. Ⅰ（不适合内镜切除的）～ Ⅲ期的情况

虽然已明确小肠切除是小肠癌主要的治疗方法，但关于其淋巴结清扫范围、距肿瘤的切除距离尚未被确立。一般是笼统地包括肿瘤周围的淋巴结在内进行"外科切除"。关于肠的切除范围，以大肠晚期癌的手术为准，在距离肿瘤 10 cm 左右进行切除。

像这样，关于小肠癌的切除范围和淋巴结清扫范围，处于一种还没有可靠的临床试验的状态。认为今后如果由大肠癌研究会发布小肠癌处置规则和小肠癌治疗指南则可以得到确立，而作为目前的应对措施，根据大肠癌的淋巴结转移的分布情况和预后等数据，以及在"小肠的部位和解剖学特征"项下介绍的小肠的血管分布的特征，提出如下的方法。

虽然在 TNM 分期中将 SMA 根部的淋巴结定义为中枢淋巴结，其以外的淋巴结定义为肠旁淋巴结，但在实际的手术中，在 SMA 根部淋巴结有转移的情况下，应根据病情另行清扫，因为如果有转移的话则预后极差，所以被认为是相当于 N4 的淋巴结。笔者认为，在临床上当适用大肠癌处置规则中的右侧结肠支配血

管的处置时，将从支配空肠动脉和回肠动脉的 SMA 主干开始的分支部分作为主淋巴结（N3）、网状交通的部分作为肠旁淋巴结（N1）、中间部分作为中间淋巴结（N2）是有用的。至于是否可这样定义，可作为今后的研究课题，目前来说，笔者认为作为淋巴结清扫范围，中枢方向只要清扫到作为营养血管的空肠动脉和回肠动脉 SMA 主干分支的地方就足够了。

关于清扫范围，考虑到在"小肠的部位和解剖学特征"项下介绍的小肠的血管支配，建议如下确定：不同部位的切除病例如**图2 ~ 图5**所示。这些终归是把大肠癌的淋巴结清扫的概念借鉴到小肠癌上的，其合理性尚未得到验证。但是，在可动性良好、肠系膜血管的流入也丰富的小肠，认为手术比较容易操作，不容易造成过大的侵袭。

（1）肿瘤存在于空肠 ~ 回肠近端的情况（**图2**）

在这个部位，空肠动脉和回肠动脉比较粗，从 SMA 分支出来以后很快就伸向垂直方向，随着接近肠，与相邻的空肠动脉或回肠动脉呈网状形成许多交通支后流入小肠。关于肠切除长度，与其像大肠癌的情况那样考虑与各个营养血管的相对位置关系，不如考虑与肿瘤本身之间的距离更加现实。另外，空肠动脉和回肠动脉较粗，发育良好，比较容易区分主淋巴结、中间淋巴结和肠旁淋巴结。

1）肠切除长度

认为在距离肿瘤的口侧和肛侧各确保 10 cm 就足够了。

2）垂直方向的淋巴结清扫

关于中枢方向的清扫，只要确定距离肿瘤 10 cm 以内的流入小肠的营养血管，并在它们从 SMA 主干分支的地方切除即可。

（2）肿瘤存在于距回盲瓣10 cm 以上口侧的回肠远端的情况（**图3**）

在这个部位，SMA 的末梢分支为多条回肠动脉，在较早的阶段相互形成交通支，形成网状后流入回肠。中间淋巴结区域较短，比较难以确定。

1）肠切除长度

认为在距离肿瘤的口侧和肛侧各确保 10 cm 就足够了。

2）垂直方向的淋巴结清扫

将流入距离肿瘤口侧和肛侧各 10 cm 的网状血管网朝向 SMA 末梢部适当地呈扇形切除。

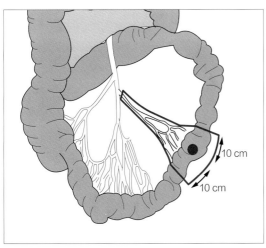

图2 在空肠 ~ 回肠近端存在肿瘤时的切除范围

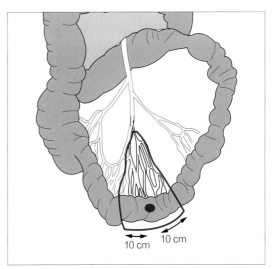

图3 在距回盲瓣10 cm以上的口侧回肠远端存在肿瘤时的切除范围

（3）肿瘤存在于距离回盲瓣10 cm以内的情况

由于该部位的回肠接受回肠动脉和回结肠动脉的血液供应，因此盲肠和回结肠动脉的处理是一个问题。

1）肠切除长度

由于需要在距离肿瘤口侧和肛侧各确保10 cm以上，考虑需要切除包括回盲瓣在内的回盲部（口侧回肠确保距离肿瘤10 cm）。

2）垂直方向的淋巴结清扫

在距离回结肠动脉流入部口侧10 cm以上的回肠存在肿瘤的情况下，认为没有必要清扫到回结肠动脉的根部（**图4**）。

在距离回结肠动脉流入部10 cm以内的回肠存在肿瘤的情况下，认为需要进行在根部切除回结肠动脉的D3清扫（**图5**）。

3. IV期原发性小肠癌的情况

如果原发灶和转移灶是可以外科切除的，则进行切除。在原发灶可切除但转移灶不能切除的情况下，鉴于小肠比大肠更容易引起狭窄，在进行原发灶切除后，还应对小肠癌的药物疗法。关于肠腺癌的化疗方法，根据过去的多项Ⅱ期临床试验的报道，显示大肠癌的治疗方案"5-氟尿嘧啶 + 奥沙利铂疗法"的治疗效果良好。

结语

本文介绍了距离Treitz韧带远端的原发性空肠癌和回肠癌的手术治疗。关于小肠癌的外科切除和清扫的范围尚缺乏证据，术式尚未被确立。在发现的多数进展期小肠癌的情况下，推荐从起源自SMA的空肠动脉和回肠动脉的分支部的系统性清扫，但其合理性还需要病例的积累和验证。

小肠血管的走行因个体差异和部位而导致的差异较大。因此，在营养血管的切除方面，重要的是要多注意肠的血液供应，以免切除范围过大。

参考文献

[1]Aparicio T, Zaanan A, Svrcek M, et al. Small bowel adeno-carcinoma: Epidemiology, risk factors, diagnosis and treatment. Dig Liver Dis 46: 97-104, 2014.

[2]十二指腸癌診療ガイドライン作成委員会（編）. 十二指腸癌診療ガイドライン2021年版. 金原出版, 2021.

[3]森山重治, 木下尚弘, 宇高徹総, 他. 原発性小腸癌の1例と本邦129例の臨床病理学的検討. 外科 55: 212-216, 1993.

[4]Amin MB, Edge SB, Greene FL, et al（eds）. American Joint Committee on Cancer: AJCC Cancer Staging Manual, 8th ed. Springer Nature, 2017.

[5]大腸癌研究会（編）. 大腸癌取扱い規約, 第9版. 金原出版, 2018.

[6]池口正英, 西土井英昭, 工藤浩史, 他. 回腸未分化癌

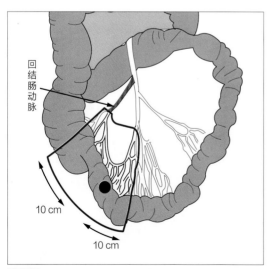

图4 在距回结肠动脉流入部口侧10 cm以上的回肠存在肿瘤时的切除范围

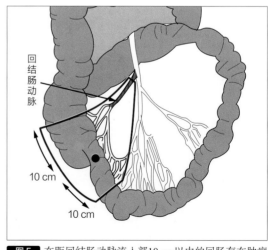

图5 在距回结肠动脉流入部10 cm以内的回肠存在肿瘤时的切除范围

の1例—本邦報告95例の原発性空腸，回腸癌の検討．日
臨外会誌　54: 450–454, 1993.
[7]Overman MJ, Hu CY, Kopetz S, et al. A population–based
comparison of adenocarcinoma of the large and small
intestine: insights into a rare disease. Ann Surg Oncol　19:
1439–1445, 2012.
[8]大腸癌研究会（編）：大腸癌治療ガイドライン医師用
2022年版．金原出版，2022.

Summary

Surgery Procedures of Primary Small Intestine Cancer

Yojiro Hashiguchi[1], Keiji Matsuda,
Keijiro Nozawa, Tamuro Hayama,
Ryu Shimada, Kensuke Kaneko,
Yoshihisa Fukushima, Kohei Ohno,
Kentaro Asako, Yuka Okada,
Toshiya Miyata, Shiro Oka[2],
Shinji Tanaka[3]

Standard surgical procedures that define the range of intestinal resection and lymph node dissection in the surgical treatment for small intestine cancer have not yet been established. When the concept of regional lymph nodes in the right colon in the Japanese Classification of Colorectal, Appendiceal, and Anal Carcinoma is applied to jejunum/ileal cancer, the lymph nodes at the branch of the feeding jejunum/ileal artery from the SMA trunk is the main lymph node (N3). Those feeding arteries communicate and form a net near the intestinal tract. It is practical to refer to the part intestinal lymph node (N1) where the feeding blood vessels communicate in a mesh near the intestinal tract, and the intermediate lymph node (N2) in the middle. In the advanced stages of cancer, the intestinal tract should be secured at 10cm on both the oral and anal sides of the tumor, and in the central direction, the feeding arteries that flow into the intestinal tract within 10cm from the tumor should be identified and cut off at the branch from the SMA trunk. For tumors within 10cm of the ileocecal valve, ileocecal resection should be considered.

[1]Department of Surgery, Teikyo University School of Medicine,
Tokyo.
[2]Department of Gastroenterology and Metabolism, Hiroshima
University Hospital, Hiroshima, Japan.
[3]Department of Endoscopy, Hiroshima University Hospital,
Hiroshima, Japan.

Lynch 综合征和原发性小肠癌

池上 幸治[1]

藏原 晃一

大城 由美[2]

清森 亮祐[1]

原 裕一

吉原 崇正

江头 信二郎

井本 尚德

南川 容子

摘要● Lynch综合征是一种常染色体显性遗传性疾病，主要由错配修复基因的干细胞系列突变所引起，好发以大肠癌为代表的各种实体肿瘤。小肠癌也属于Lynch综合征相关癌，但尚未确定小肠癌筛查的时间和方法。包括笔者等所经治的病例在内，对日本报道的合并于Lynch综合征的小肠癌14例16个病变进行研究的结果，多数是以贫血和腹痛等症状为主诉、作为晚期癌被发现的病例，认为在有*MSH2*突变的情况下特别要注意合并小肠癌。经治的1例Lynch综合征相关小肠癌是40多岁的男性，以贫血就诊，在被诊断的晚期回肠癌术后第4年的胶囊小肠镜检查中发现了空肠肠型腺瘤，在气囊内镜下得以切除。认为有可能是与小肠癌的早期发现相关的病例，故在此进行了报道。

关键词 Lynch 综合征 小肠癌 小肠腺瘤 胶囊内镜 *MSH2*

[1] 松山赤十字病院胃腸センター 〒790-8524 松山市文京町 1 番地 E-mail：kikegami56@aol.com
[2] 同 病理診断科

前言

Lynch 综合征是一种常染色体显性遗传疾病，由于错配修复基因 *MLH1*、*MSH2*、*MSH6*、*EPCAM*、*PMS2* 中某一种的细胞系列突变所引起，好发以大肠癌为代表的消化道癌、妇科肿瘤、泌尿系肿瘤、皮肤肿瘤、脑肿瘤等。Lynch 综合征相关癌也包括小肠癌。

关于 Lynch 综合征病例（突变携带者）的小肠癌筛查，虽然有文献报道，在通过 CT 和胶囊内镜检查对 35 例突变携带者进行筛查时，发现了 3 例病变（空肠腺瘤 2 例、空肠癌 1 例），但尚未能确立充分的证据，其监测方法也没有确定。

本文总结了日本报道的合并 Lynch 综合征的小肠癌病例和笔者等所经治的病例，探讨了其特征。另外，关于笔者等所经治的病例，由于在晚期小肠癌术后能够通过内镜切除在胶囊小肠镜检查中发现的小肠腺瘤，考虑到其可能是与今后小肠癌的早期发现和治疗有关的病例，故一并进行了报道。

日本报道的Lynch综合征相关小肠癌病例

包括笔者等所经治的病例在内，在《医学中央杂志》数据库中，以"小肠癌"和"Lynch 综合征 /HNPCC"为关键词检索了从 1990 年 1 月到 2022 年 2 月的报道，得到的日本报道的合

表1 日本报道的合并Lynch综合征的原发性小肠癌病例

病例	作者	发表年	年龄（岁）	性别	主要症状	病变部位	主要组织学分型	浸润深度	淋巴结转移	MSI	遗传学检查
1	塚本等	1996年	59岁	女	不明	回肠	por	SI	N0	不明	不明
2	中里等	1998年	53岁	男	贫血	空肠	tub1	SS	N0	不明	不明
3	清水等	2000年	47岁	男	贫血	回肠	tub2	SI	N0	MSI-H	不明
4	小林等	2001年	55岁	女	不明	回肠	tub1	SM	N0	不明	不明
5	本城等	2009年	46岁	男	肠梗阻	空肠	tub1	SE	N2	MSI-H	*MSH2*
6	竹口等	2009年	79岁	女	不明	空肠	tub1	SS	N0	不明	不明
7	Yamasaki等	2010年	81岁	女	不明	小肠	不明	不明	不明	MSI-H	无
8	中岛等	2013年	70多岁	女	肠梗阻	小肠	por	MP	N0	MSI-H	*MSH2*
9	长尾等	2014年	80多岁	女	肠梗阻	空肠	tub2	SI	不明	不明	*MSH2*
10	儿玉等	2015年	76岁	男	肠梗阻	空肠	tub1-tub2	SE	N1	MSI-H	不明
11			69岁	女	不明	空肠、回肠*	tub2-tub1、tub1	SE/M	N0/N0	MSI-H	不明
12	松本等	2016年	48岁	男	腹痛（小肠穿孔）	空肠	tub1-tub2	SS	N0	MSI-H	不明
13	Ohwada等	2020年	81岁	女	贫血	空肠、回肠*	tub2·muc	T3/T4	N0/N0	MSI-H	*MSH6*
14	经治病例	2022年	40多岁	男	贫血	回肠	tub1	SE	N1	MSI-H	*MSH2*

*：多个病变的病例。

并Lynch综合征的小肠癌病例14例（16个病变）如**表1**所示。关于其临床病理学特征，男女比例为6∶8，初发症状多为贫血（4例）和腹痛（4例）。病变部位为空肠（8个病变）、回肠（6个病变）、详细情况不明（2个病变）。16个病变中有13个病变为晚期癌。关于微卫星不稳定性（microsatellite instability，MSI），在有记载的9例中全部观察到高比例MSI（MSI-H）。在遗传学检查中，施行了检查的6例中有4例有*MSH2*突变，1例有*MSH6*突变，1例为阴性（negative），被认为是Lynch-like综合征。关于Lynch综合征，不同致病基因的相关发生风险数据积累不足，但在有*MSH2*突变的情况下，认为更需要考虑小肠癌。笔者等所经治病例如下所示。

[病例] 患者40多岁（X年时），男性。在X-13年曾做过横结肠癌手术。家族史方面，父亲40岁时死于直肠癌，祖父死于肝癌，妹妹35岁时被诊断为大肠癌，36岁时被诊断为子宫癌，之后因*MSH2*突变阳性被确诊为Lynch综合征。在201Y年体检时被指出Hb 9.6 g/dL和贫血。身体表现无异常，血液检查为CEA 2.8 ng/mL、CA19-9 2.4 U/mL，均在正常范围内。腹部增强CT检查中，在回肠有造影效果，怀疑是不伴有口侧扩张的肿瘤性病变（**图1a**）。

在胶囊内镜检查小肠中，在小肠下部发现有发红的伴全周性狭窄的肿瘤，胶囊内镜发生了滞留（**图1b、c**）。在通过导管法进行的小肠X线造影检查中，病变被扫查为伴有全周性狭窄的溃疡性肿瘤，在两端见有悬垂缘（overhanging edge）（**图1d**）。在经肛门双气囊小肠镜检查（double balloon enteroscopy，DBE）中，在回肠发现伴有环堤样隆起和全周性狭窄的不规则形溃疡型病变，内镜很难通过到口侧（**图1e**）。考虑为原发性2型晚期癌的表现，由于活检组织病理学检查中发现了高

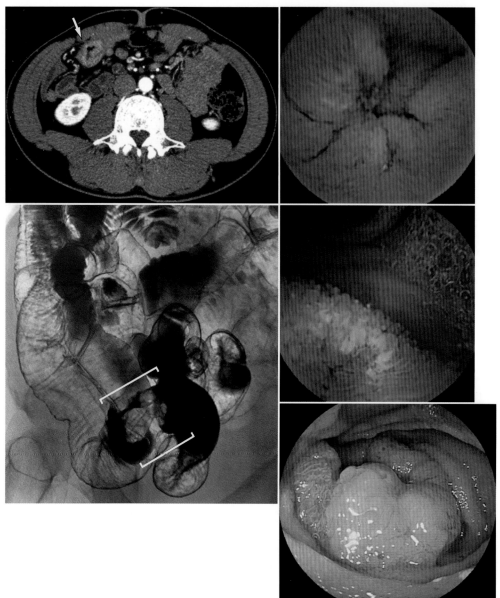

a	b
d	c
	e

图1 [病例] Lynch综合征相关的回肠癌

a 腹部增强CT像。在回肠有造影效果，在小肠发现了不伴有口侧扩张的局限性全周性肠壁增厚（黄色箭头所指）。

b、c 小肠胶囊内镜像。在小肠下部发现发红的伴有全周性狭窄的肿瘤。

d 导管法小肠X线造影像。在回肠发现伴有全周性狭窄的溃疡性肿瘤，在病变的两端均见有悬垂缘（overhanging edge）（黄线所示部分）。在狭窄部口侧见有由滞留的胶囊内镜所导致的透亮征。

e 经肛门的DBE像。在回肠见有伴环堤样隆起和全周性狭窄的不规则形溃疡型病变，认为是原发性2型晚期癌的表现。

分化型管状腺癌，进行了小肠部分切除术（**图1f**）。

组织病理学上为全层性浸润的高分化型管状腺癌（**图1g～i**），虽然未能观察到淋巴管浸润，但见有静脉浸润，还发现了向周围淋巴结的转移。组织病理学诊断为：回肠腺癌（adenocarcinoma of ileum），2型，45 mm×35 mm，tub1，pT4a（SE），INFb，

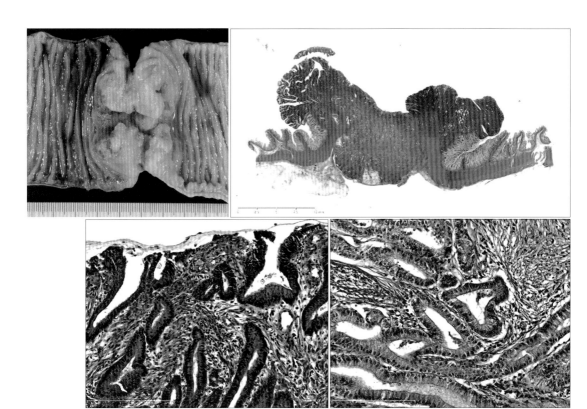

f	g
h	**i**

图1 ［病例］

f 小肠部分切除术后标本的固定后微距像。为全周性的2型晚期癌，在肛门侧见有刺青样表现。

g~i HE染色实体显微镜像（g）和表层部（h）以及浸润部（i）的放大像。呈全层性浸润的高分化型管状腺癌的表现。

Ly0、V1（SS），pPM0（135 mm），pDM0（50 mm），pN1b（2/20）。全部满足 Lynch 综合征第 1 次筛查的 Amsterdam 标准Ⅱ，修订版 Bethesda 指南的 5 个项目中满足 3 项，在基因检查中见有 *MSH2* 突变（外显子 3、4、5、6、7 缺失），诊断为 Lynch 综合征。

在术前的小肠 X 线造影检查及术前至术后 2 年的胶囊内镜检查中，即使重新来看也未能发现小肠癌或靠近吻合部口侧的明显病变，但在术后第 4 年的胶囊内镜检查中，在小肠上部发现有发红的亚蒂性息肉（**图 2a**）。当进行 DBE 时，在空肠上部发现有轻度发红的结节状亚蒂性息肉，在一部分还发现被认为是白色不透明物质沉积的白色化（**图 2b**）。考虑是肠型腺瘤，进行了内镜下黏膜切除术（endoscopic mucosal resection，EMR）。切除标本的组织病

理学诊断为肠型的中度异型的管状腺瘤，未发现腺癌成分（**图 2c、d**）。

讨论

据报道，Lynch 综合征患者在 70 岁之前的小肠癌发生率为 2.5% ~ 4.3%，是正常人的 100 倍，但日本报道的 Lynch 综合征相关原发性小肠癌病例较少。Lynch 综合征占所有大肠癌的 0.7% ~ 3.7%，并不罕见，但在符合 Amsterdam 标准Ⅱ和修订版 Bethesda 指南的病例中，也不是所有的病例，只对一部分病例来说，很有可能进行 Lynch 综合征的筛查也不能充分发现。近年来，在欧美对全部或 70 岁以下的大肠癌和子宫内膜癌患者进行的 MSI 检查和对错配修复蛋白进行的免疫组织化学染色的普遍筛查中，作为一种高灵敏度和高效费比的 Lynch 综合征

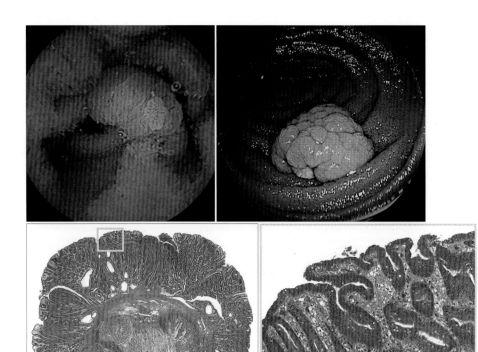

<table>
<tr><td>a</td><td>b</td></tr>
<tr><td>c</td><td>d</td></tr>
</table>

图2 [病例] 在回肠癌术后发生的空肠腺瘤

a 小肠胶囊内镜像。在小肠上部发现发红的亚蒂性息肉。

b 靛胭脂染色后的经口DBE像。在空肠上部发现轻度发红的结节状亚蒂性息肉，在一部分见有被认为是白色不透明物质沉着的白色化。

c、d EMR标本的HE染色实体显微镜像（c）和c的黄框部放大像（d）。整体上为中度异型的肠型管状腺瘤的表现。

筛查方法得到了推荐。除了免疫检查点抑制剂帕博利珠单抗（pembrolizumab）作为 MSI-H 大肠癌药物治疗的首选外，普遍筛查在日本也逐渐得到普及，今后 Lynch 综合征的诊断病例很可能增加。作为发现 Lynch 综合征患者的小肠癌的方法，如果是晚期状态的话，一般认为通过 CT 或正电子发射计算机断层扫描（positron emission tomography with CT，PET-CT）检查可以发现，而对于早期发现来说，侵袭性低且可观察整个小肠的胶囊内镜检查是有用的。在笔者等所经治的病例中，通过回肠癌切除后的小肠胶囊内镜定期复查得以发现空肠腺瘤。关于 Lynch 综合征的致癌机制还有很多不清楚的地方，拿大肠癌来说，与散发性的大肠癌一样，认为也有腺瘤—癌（adenoma-carcinoma sequence）致癌途径，因此推荐切除所有的腺瘤性息肉。也有报道称，在散发性小肠癌中也有提示同样途径参与的腺瘤内癌。在 Lynch 综合征诊断病例中，进行积极的小肠定期复查，有可能有助于小肠癌的早期发现和预防。

另外，在《遗传性大肠癌诊疗指南 2020 年版》中，比较推荐对各致病基因进行不同的检测。有文献报道，*MLH1* 和 *MSH2* 突变阳性病例与 *MSH6* 和 *PMS2* 突变阳性病例相比，大肠癌发病的风险较高；在日本报道病例的研究中，提示 *MSH2* 突变阳性病例发生小肠癌的风险可能较高。但这是少数病例，今后为了研究缩小小肠监测对象的范围，需要病例的积累。

结语

对于 Lynch 综合征确诊病例，特别是 *MSH2* 突变阳性病例，通过进行积极的小肠筛查有可能有助于发现早期的小肠癌。

参考文献

[1]大腸癌研究会（編）. 遺伝性大腸癌診療ガイドライン 2020年版. 金原出版, 2020.

[2]Saurin JC, Pilleul F, Soussan EB, et al. Small-bowel capsule endoscopy diagnoses early and advanced neoplasms in asymptomatic patients with Lynch syndrome. Endoscopy 42: 1057-1062, 2010.

[3]塚本文音, 高見元敏, 木村正治, 他. 4世代にわたり大腸癌が多発したHNPCCの1家系. 胃と腸 31: 869-874, 1996.

[4]中里雄一, 稲垣芳則, 篠田知太朗, 他. 遺伝性非ポリポーシス大腸癌術後に発症した原発性小腸癌の1例. 日消外会誌 31: 1131-1135, 1998.

[5]清水文彰, 岡本講平, 土屋拓司, 他. 回腸癌と十二指腸腺腫を合併した遺伝性非ポリポーシス大腸癌（HNPCC）の1例. 外科 62: 834-837, 2000.

[6]小林浩, 中山理. HNPCC関連疾患におけるhMSH2免疫組織染色の有用性—子宮内膜癌に小腸癌を合併した症例の経験. 家族性腫瘍 1: 32-36, 2001.

[7]本城弘貴, 武田佳久, 安田誠一, 他. 遺伝性非ポリポーシス大腸癌と診断された原発性小腸二重癌の1例. 消外 32: 1911-1917, 2009.

[8]竹口東一郎, 村上聖一, 増田佳子, 他. Lynch症候群（HNPCC）と思われる1家系—経過観察を中心に. 天草医会誌 23: 29-33, 2009.

[9]Yamasaki Y, Matsushima M, Tanaka H, et al. Patient with eight metachronous gastrointestinal cancers thought to be hereditary nonpolyposis colorectal cancer（HNPCC）. Intern Med 49: 209-213, 2010.

[10]中島健, 松本美野里, 坂本琢, 他. 大腸腺腫症およびLynch症候群における小腸腫瘍性病変（空腸, 回腸）. 胃と腸 48: 1487-1494, 2013.

[11]長尾知子, 小泉浩一, 田畑拓久, 他. 進行空腸癌を合併したLynch（リンチ）症候群の1例. 日消誌 111: 2140-2148, 2014.

[12]児玉泰一, 園田寛道, 清水智治, 他. 小腸癌を契機として診断されたLynch症候群の2例. 日臨外会誌 76: 2225-2230, 2015.

[13]松本謙一, 池永雅一, 遠藤俊治, 他. 穿孔で発症した原発性小腸癌の1例. 日外科系連会誌 41: 600-604, 2016.

[14]Ohwada S, Yamashita K, Kazama T, et al. Double small bowel cancers leading to the diagnosis of Lynch syndrome with germline MSH6 mutation in an elderly patient. Clin J Gastroenterol 13: 766-770, 2020.

[15]Vasen HF. Clinical diagnosis and management of hereditary colorectal cancer syndromes. J Clin Oncol 18: 81S-92S, 2000.

[16]Umar A, Boland CR, Terdiman JP, et al. Revised Bethesda Guidelines for hereditary nonpolyposis colorectal cancer（Lynch syndrome）and microsatellite instability. J Natl Cancer Inst 96: 261-268, 2004.

[17]若杉正樹, 梅村彰尚, 南村圭亮, 他. 腺腫成分を伴った原発性小腸癌の1例. 日臨外会誌 70: 1740-1743, 2009.

Summary

Lynch Syndrome and Primary Small Bowel Cancer

Koji Ikegami[1], Koichi Kurahara,
Yumi Ohshiro[2], Ryosuke Kiyomori[1],
Yuichi Hara, Takamasa Yoshihara,
Shinjiro Egashira, Naonori Imoto,
Yoko Minamikawa

Lynch syndrome is a disease in which germline mutations in mismatch repair genes predispose patients to the development of various tumors. Small bowel cancer is one of the Lynch syndrome-related cancers ; however, the timing and methods of small intestine screening have not yet been established. We examined 16 lesions in 14 cases of Japanese small bowel cancer associated with Lynch syndrome, including our own case, and found that many of the lesions were identified as advanced cancer with symptoms such as anemia and abdominal pain and that the presence of the MSH2 mutation should be considered as a concern for small bowel cancer complications. Our case of Lynch syndrome-related small intestinal cancer was that of a 40s man. Four years after surgery for advanced cancer of the ileum, which was diagnosed due to anemia, a jejunal intestinal adenoma was found via capsule small bowel endoscopy and successfully resected via balloon-assisted endoscopy. We herein report this case for highlighting the methods and importance of early detection of small intestinal cancer.

[1]Division of Gastroenterology, Matsuyama Red-cross Hospital, Matsuyama, Japan.

[2]Department of Pathology, Matsuyama Red-cross Hospital, Matsuyama, Japan.

札记

家族性大肠腺瘤病和小肠癌

长末 智宽[1]

梅野 淳嗣

藤冈 审

川床 慎一郎[2]

藤原 美奈子[3]

鸟巢 刚弘[1]

摘要●据报道，在家族性大肠腺瘤病（FAP）患者中，除十二指肠以外的原发性小肠癌的发生率约为0.5%，占死因的1%。主要的致癌途径一般被认为是腺瘤—癌（adenoma-carcinoma sequence）途径，腺瘤的管理非常重要。好发部位被认为是暴露于外部刺激机会多的空肠上部和大肠全切除术后的人工造口部及回肠囊内。由于缺乏关于监测（surveillance）的有效性证据，在日本的《遗传性大肠癌诊疗指南2020年版》中没有推荐定期性的小肠筛查。今后，希望确立更合适的对于小肠腺瘤和小肠癌的管理。

关键词 家族性大肠腺瘤病 小肠癌 监测 管理 筛查

[1] 九州大学大学院医学研究院病態機能内科学 〒812-8582 福岡市東区馬出 3 丁目 1-1 E-mail : nagasue.tomohiro.414@m.kyushu-u.ac.jp
[2] 同 形態機能病理学
[3] 九州医療センター検査科病理・病理診断科

前言

家族性大肠腺瘤病（familial adenomatous polyposis，FAP）是一种常染色体显性遗传性疾病，其病因是存在于第五染色体长臂上的 *APC* 基因的生殖细胞系列突变。在典型病例中，大肠上多发 100 个以上的腺瘤，据推测，在日本每 17 000 人中约有 1 人患有这种病。在 FAP 患者中大肠癌的发生从 10 多岁开始就有，发生率在 40 多岁为 50%，如果放置不管的话，在 60 岁左右几乎达到 100%。作为大肠腺瘤以外的消化道病变，除胃底腺息肉、胃腺瘤、十二指肠腺瘤、十二指肠乳头状腺瘤、小肠腺瘤之外，据知还有胃癌和十二指肠乳头部癌的发生。近年来，由于对大肠癌和大肠腺瘤的早期介入治疗和预防性大肠全切除术的普及，和纤维瘤并列，十二指肠癌作为预后决定因素正在受到

人们的重视。另一方面，关于发生于空肠、回肠的原发性小肠癌的报道极少，仍然有很多不明确的地方。

本文结合所经治病例概述合并 FAP 的原发性小肠癌。

合并FAP的小肠癌

在 FAP 患者中小肠癌的发生率与胃癌和十二指肠乳头状癌相比较少，Jagelman 等报道 1255 例中有 6 例（0.48%），八重坚等报道 1564 例中有 8 例（0.51%）。另外，Iwama 等报道，在日本的癌登记研究中，1%FAP 患者的死因是小肠癌。然而，关于与一般人口相比罹患小肠癌的终身风险尚不明确，关于监测方法也没有一定的共识。关于十二指肠，据报道有腺瘤—癌（adenoma-carcinoma sequence）的致癌途径，腺瘤的管理被认为很重要。提示在空肠和回肠

的癌也有同样的致癌途径，因此认为有必要关注小肠腺瘤的发生情况。据报道，空肠和回肠的腺瘤分别存在于45%～75%和10%～20%的FAP患者。另外，十二指肠腺瘤的数量和空肠、回肠腺瘤的数量呈正相关关系，在患有多发十二指肠腺瘤的病例多数情况下也见有多个小肠腺瘤。在美国消化内镜学会的指南中，对于Spigelman分期（**图1**）Ⅳ期的具有多发十二指肠腺瘤的FAP病例，推荐使用胶囊内镜或磁共振小肠成像（magnetic resonance enterography，MRE）进行监测。但是，由于缺乏关于监测的有用性的证据，目前在日本的《遗传性大肠癌诊疗指南2020年版》中没有推荐定期性的小肠胶囊内镜检查。

一般认为，FAP患者的恶性肿瘤的发生与多个基因异常的积累导致的多阶段致癌有关。也就是说，FAP患者在*APC*基因的两个等位基因（allele）中，除了一个等位基因的生殖细胞系列突变外，由于机械性、化学性刺激，在另一个等位基因的*APC*基因引起体细胞突变（体细胞变异），以至于肿瘤形成。据报道，实际上合并FAP的小肠癌多发生在饮食等环境因素暴露率高的空肠上部。另外，报道的回肠癌的多数发生在被认为是机械性、化学性刺激较强的大肠全切除术后的人工造口部和回肠囊内。

病例

下面展示笔者科室经治的合并FAP的2例小肠癌病例。

[**病例1**] 50多岁，女性。

在40多岁（后半）时以腹痛就诊被诊断为FAP，由于见有多发大肠癌，施行了大肠全切除术。从最初就观察到Spigelman分期Ⅱ期的十二指肠腺瘤，但在以腹痛就诊施行的导管法小肠X线造影检查及经口双气囊小肠镜检查中，观察到在Treitz韧带的肛侧有2个结节集簇样病变（**图2**）。活检组织病理诊断为中度～高度异型管状腺瘤，施行了腹腔镜下小肠部分切除术。切除标本的病理诊断结果为腺瘤，浸润深度停留在黏膜内（**图3**）。未发现淋巴结转移，12年间无复发生存中。

[**病例2**] 60多岁，女性。

在30多岁（前半）被诊断为FAP，于诊断的两年后施行了预防性大肠全切除术。此后，施行了包括直肠切除术在内的共计7次腹部手术。在十二指肠见有多发腺瘤，相当于

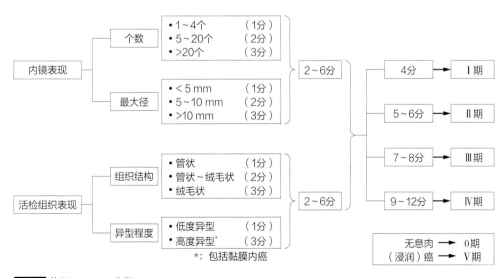

图1 修订Spigelman分期
[转载自"大腸癌研究会（編）. 遺伝性大腸癌診療ガイドライン，2020年版. 金原出版，2020"，部分有改动]

59

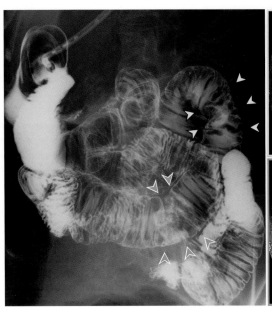

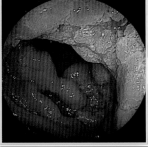

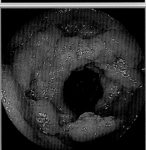

图2 ［病例1］合并FAP的小肠癌①

a 导管法小肠X线造影像。在紧挨Treitz韧带的肛门侧发现30 mm大小的隆起型病变（黄色箭头所指），在其10 cm左右的肛门侧还发现多结节状的隆起型病变（蓝色箭头所指）。

b 口侧病变的双气囊小肠镜像（a的黄色箭头所指部）。见有半周左右的、呈轻度白色的多结节状隆起型病变。未见凹陷和溃疡形成。

c 肛门侧病变的双气囊小肠镜像（a的蓝色箭头所指部）。见有轻度白色的全周性多结节状隆起型病变。在中心部位伴有发红的凹陷。

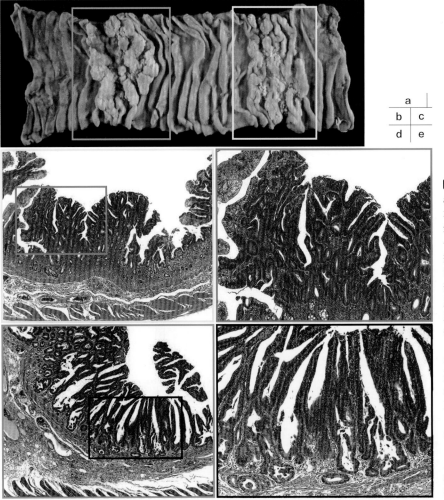

图3

a ［病例1］的固定后标本的肉眼观察像。见有结节集簇样的邻近的2个病变。在周围未见腺瘤的多发。

b 口侧病变（a的黄框部HE染色像，×40）。腺癌区域。癌局限于黏膜内。

c b的绿框部放大像（×100）。以管状绒毛状腺瘤为背景，见有高分化型管状腺癌。

d 肛门侧病变（a的蓝框部HE染色像，×40）。腺癌区域。

e d的黑框部放大像（×100）。在一部分见有高分化型管状腺癌，伴有向黏膜肌层的破坏性浸润。

Spigelman 分期的 Ⅲ ~ Ⅳ 期。在随访中见有贫血的加重，施行了导管法小肠 X 线造影检查及经口双气囊小肠镜检查。在紧靠 Treitz 韧带的肛侧的空肠发现发红、具有凹陷的不规则隆起型病变（**图 4a、b**），通过活检诊断为腺癌（**图 4c**）。有极重度的术后粘连，很难通过内镜进行详细观察，但在导管法小肠 X 线造影检查中发现中心部有钡滞留，认为是溃疡局限性的晚期小肠癌（**图 4d、e**）。由于腹腔内的重度粘连所引起的术中并发症等原因，未能切除原发灶，因肿瘤性肠梗阻在小肠癌诊断后约 2 年去世。

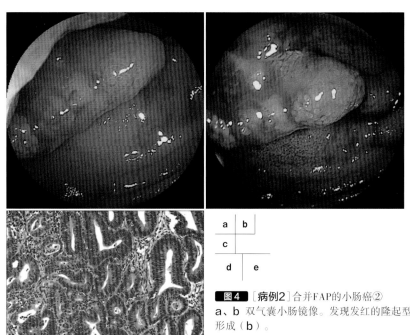

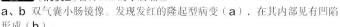

a	b
c	
d	e

图4 ［病例2］合并 FAP 的小肠癌②

a、b 双气囊小肠镜像。发现发红的隆起型病变（**a**），在其内部见有凹陷形成（**b**）。

c 活检组织病理像（HE 染色，×200）。具有浓染肿大核和不规则结构的异型腺管密集存在，为高分化型管状腺癌的表现。

d、e 导管法小肠 X 线造影像。在空肠上部见有 25 mm 大小的隆起型病变（**d**，黄色箭头所指），怀疑其内部有不规则的溃疡形成（**e**，蓝色箭头所指）。

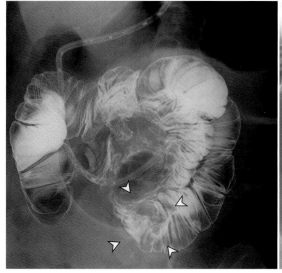

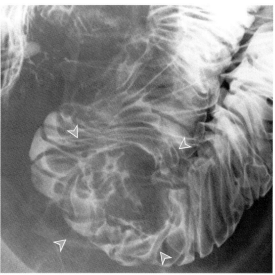

结语

本文就合并 FAP 的小肠癌，在展示 2 例经治病例的同时进行了概述。在[**病例 1**]中尽管没有发现重度异型的十二指肠腺瘤，但发现发生了多个小肠癌；[**病例 2**]是 1 例因小肠癌而导致不幸转归的病例。期待今后随着病例的积累，确立对小肠腺瘤和小肠癌的更合适的管理方法。

参考文献

[1]大腸癌研究会（編）．遺伝性大腸癌診療ガイドライン，2020年版．金原出版，2020.

[2]飯田三雄，小堀陽一郎，水野充，他．家族性大腸腺腫症の大腸外腫瘍状病変．胃と腸 35: 327-336, 2000.

[3]Iwama T, Tamura K, Morita T, et al. A clinical overview of familial adenomatous polyposis derived from the database of the Polyposis Registry of Japan. Int J Clin Oncol 9: 308-316, 2004.

[4]前畠裕司，江﨑幹宏，河野真一，他．家族性大腸腺腫症に伴う十二指腸腺腫の取り扱い．胃と腸 51: 1593-1601, 2016.

[5]Jagelman DG, DeCosse JJ, Bussey HJ. Upper gastrointestinal cancer in familial adenomatous polyposis. Lancet 21: 1149-1151, 1988.

[6]八重樫寛治，岩間毅夫，三島好雄．家族性大腸ポリポーシス．日臨 49: 2910-2916, 1991.

[7]Spigelman AD, Talbot IC, Penna C, et al. Evidence for adenoma-carcinoma sequence in the duodenum of patients with familial adenomatous polyposis. The Leeds Castle Polyposis Group（Upper Gastrointestinal Committee）. J Clin Pathol 47: 709-710, 1994.

[8]Shenoy S. Genetic risk and familial associations of small bowel carcinoma. World J Gastrointest Oncol 8: 509-519, 2016.

[9]Alderlieste YA, Rauws EA, Mathus-Vliegen EM, et al. Prospective enteroscopic evaluation of jejunal polyposis in patients with familial adenomatous polyposis and advanced duodenal polyposis. Fam Cancer 12: 51-56, 2013.

[10]Matsumoto T, Esaki M, Yanaru-Fujisawa R, et al. Small-intestinal involvement in familial adenomatous polyposis: evaluation by double-balloon endoscopy and intraoperative enteroscopy. Gastrointest Endosc 68: 911-919, 2008.

[11]Yamada A, Watabe H, Iwama T, et al. The prevalence of small intestinal polyps in patients with familial adenomatous polyposis: a prospective capsule endoscopy study. Fam Cancer 13: 23-28, 2014.

[12]Yang J, Gurudu SR, Koptiuch C, et al. American Society for Gastrointestinal Endoscopy guideline on the role of endoscopy in familial adenomatous polyposis syndromes. Gastrointest Endosc 91: 963-982, 2020.

[13]杉原雄策，川野誠司，原田馨太，他．家族性大腸腺腫症術後20年後に小腸癌を発症した1例．岡山医会誌 129: 111-114, 2017.

[14]Ruys AT, Alderlieste YA, Gouma DJ, et al. Jejunal cancer in patients with familial adenomatous polyposis. Clin Gastroenterol Hepatol 8: 731-733, 2010.

Summary

Small Intestinal Cancer in Familial Adenomatous Polyposis（FAP）

Tomohiro Nagasue[1], Junji Umeno,
Shin Fujioka, Shinichiro Kawatoko[2],
Minako Fujiwara[3], Takehiro Torisu[1]

In familial adenomatous polyposis, the incidence of primary small intestinal cancer excluding duodenum is 0.5%, and it is reported to account for 1% deaths. Since the adenoma-carcinoma sequence is thought to be the major pathway of carcinogenesis, adenoma management is important. Exposure to external stimuli is frequent in the most common sites of carcinogenesis, which include the upper jejunum, postoperative stomas, and ileal pouches. Usefulness of surveillance lacks evidence, and since the 2020 Japanese guidelines for the treatment of hereditary colorectal cancer do not recommend routine small-bowel screening, it is expected that more appropriate management of small intestinal adenoma and small intestinal cancer will be established in the future.

[1]Department of Medicine and Clinical Science, Graduate School of Medical Sciences, Kyushu University, Fukuoka, Japan.

[2]Department of Anatomic Pathology, Graduate School of Medical Sciences, Kyushu University, Fukuoka, Japan.

[3]Departments of Pathology, National Hospital Organization Kyushu Medical Center, Fukuoka, Japan.

通过回盲部切除得以治愈的
小肠腺瘤癌变 1 例

白桥 亮作 [1]

片山 裕视

奥山 隆 [2]

竹下 惠美子

伴 慎一 [3]

玉野 正也 [1]

摘要●患者60多岁，男性。因便潜血阳性而进行了结肠镜检查，在回肠末端发现一处亚全周性、30 mm大小的无蒂性病变，性状为表面发红，呈小结节集簇状。在小肠胶囊内镜检查和灌肠X线造影检查中，虽然未发现小肠克罗恩病（Crohn disease）等多发性肠病变，但不能完全否定恶性表现，以诊断性治疗为目的而施行了回盲部切除术。在组织病理学诊断中，发现了停留于黏膜内、呈高度异型的管状绒毛腺瘤，在一部分含有癌，结果为腺瘤癌变。因为随访了1例治疗后也没有复发的病例，故在此加以报道。

关键词　回肠肿瘤　管状绒毛腺瘤　回盲部切除术　腺瘤癌变

[1] 獨协医科大学埼玉医療センター消化器内科　〒 343-8555 越谷市南越谷 2 丁目 1-50　E-mail：ryo-sira@dokkyomed.ac.jp
[2] 同　外科
[3] 同　病理诊断科

前言

据报道，原发性小肠腺癌的发生与其他消化道癌相比极为少见，约半数发生于十二指肠。近年来，胶囊内镜检查及气囊内镜检查得到普及，有助于早期诊断，但观察空肠和回肠很困难，有不少病例是在病变进展后才被发现的。另外，原发性小肠癌的治疗方面原则上是采用外科手术，但现状是目前尚无确立的治疗指南，没有切除范围、术后化疗等标准的治疗方法。

此次，在没有症状的情况下发现了发生于回肠末端的小肠肿瘤，通过回盲部切除可以诊断为腺瘤癌变，由于治疗后也没有复发的病例，因此进行了报道。

病例

患者：60 多岁，男性。

主诉：无。

既往史：阑尾切除，支气管哮喘。

现病史：在越谷市的大肠癌检诊中，便潜血呈阳性，为了详细检查而到附近的医院就诊。由于在行结肠镜检查时，在回肠末端部发现有 30 mm 大小的隆起型病变，为了详细检查和治疗，被介绍到笔者科室就诊。

血液生化学表现：CEA、CA19-9 分别为 2.0 ng/mL 和 14.8 U/mL，未见升高。

上消化道内镜检查（esophagogastro-duodenoscopy，EGD）表现　在一直到十二指肠降部的观察范围内，没有发现怀疑为息肉的明显病变。

结肠镜表现　在距离回盲瓣 7 cm 的口侧发现 30 mm 大小的亚全周性、无蒂性隆起型病变。表面为小结节集簇状，在一部分的顶部明显发红。在靛胭脂色素染色像中，肿瘤顶部的结节集簇性变得更加明显，与正常黏膜之间的分界很明显（**图1a**），但内镜的操作性差，难以观察口侧的病变（**图1b**）。在窄带成像（narrow band imaging，NBI）观察中，为脑回样的表面结构，当采用大肠的日本NBI专家组（the Japan NBI Expert Team，JNET）分期时，被认为是2A型，在可视范围内未发现明显的恶性表现（**图1c**）。

腹部造影CT表现　在回盲部附近发现有从回肠向盲肠突出样的肿瘤，为造影效果不佳的30 mm大小的轻度高吸收肿瘤。至少没有观察到怀疑向浆膜外浸润的表现、明显的淋巴结肿大、明显的其他脏器转移、播种等（**图2**）。

小肠胶囊内镜表现　在回盲部见有单发的隆起型病变，在一部分见有发红的小结节（**图3**）。没有发现其他明显的肿瘤性病变。

灌肠X线造影表现（压迫像）　在回肠末端见有30 mm大小的透亮征。表面有些不均一，在顶部的一部分怀疑有钡滞留的表现。未发现明显的狭窄，未见怀疑向周围浸润的表现（**图4**）。

活检组织病理学表现　可以观察到呈中度~高度异型的、相当于管状绒毛腺瘤的异型上皮。

根据以上结果，诊断为回肠管状绒毛腺瘤，但不能完全否定恶性病变的可能性，且在内镜治疗中判断难以整块切除，施行了回盲部切除术。

回盲部切除标本的组织病理学表现　在回盲部切除标本中，在回肠末端发现有3.5 cm×1.8 cm大小的0-Ⅰs+Ⅱa型病变（**图5**）。0-Ⅰs型部呈明显发红的多结节集簇状表面，但未发现明显的糜烂和溃疡。大部分区域的组织病理学表现为由N/C比高的嗜酸性高圆柱状上皮的增生所构成的高度异型管状绒毛腺瘤，纺锤状核的假复层明显（**图6a、b**），在一部分（6 mm左右的范围）可以观察到核的

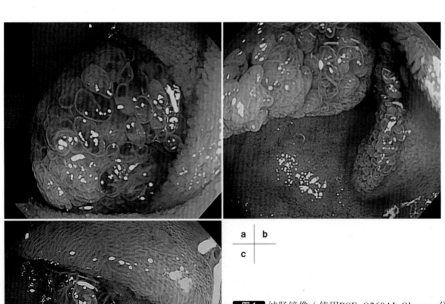

a | b
c

图1　结肠镜像（使用PCF-Q260AI，Olympus公司制造）
a 在回盲部见有亚全周性、无蒂性隆起型病变。表面为小结节集簇状，部分在顶部发红明显，通过喷洒靛胭脂色素，结节变得更为明显。
b 虽然与正常黏膜之间的边界比较清晰，但难以观察口侧的病变。
c NBI像。见有脑回样的表面结构，认为是JNET分期的2A型，在可视范围内未发现明显的恶性表现。

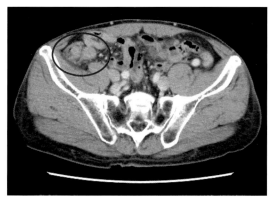

图2 腹部造影CT像。在回盲部附近见有从回肠向盲肠突出样的肿瘤（红色圆圈部）。未见明显的向浆膜外的浸润和明显的淋巴结肿大、其他脏器转移、种植

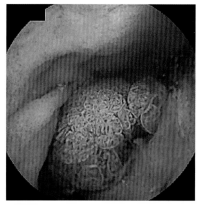

图3 小肠胶囊内镜像。在回盲部见有单发的隆起型病变，部分见有发红的小结节

肿大和排列／极性的紊乱、不规则的腺管分支和更高密度的增殖等表现，被认为伴有黏膜内的高分化型管状腺癌（**图6c**）。

从免疫组织化学上看，可以观察到黏膜内癌部分全层性 Ki-67 阳性率高，增殖能力比腺瘤部分更强（**图7a**）。未观察到明显的 p53 阳性表现。关于肿瘤的免疫组织化学表型，在腺瘤和腺癌中 CDX2 和 MUC2 均广泛呈阳性（**图7b、c**），MUC5AC 散在性呈部分阳性（**图7d**），CD10 和 MUC6 为阴性，以肠型表型为主体。

根据以上表现，依照《大肠癌处置规则第

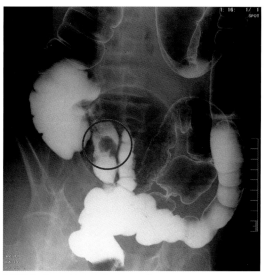

图4 灌肠X线造影像（压迫像）。在回肠末端部见有 30 mm 大小的透亮征。表面有些不均一，在顶部怀疑有一部分钡滞留（红色圆圈部）

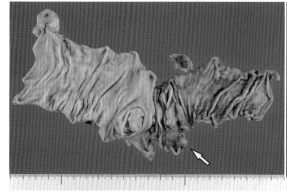
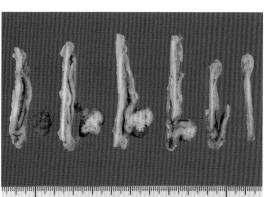

a | b

图5 回盲部切除标本的固定后肉眼观察像
a 在回肠末端部见有 3.5 cm×1.8 cm 大小的 0-Ⅰs+Ⅱa 型病变（黄色箭头所指）。0-Ⅰs 型部呈明显发红的多结节集簇状表面，未见明显的糜烂和溃疡部。
b 在病变剖面的红线部分见有高分化型管状腺癌。

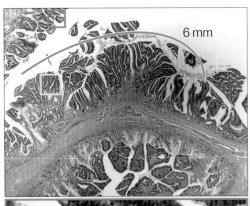

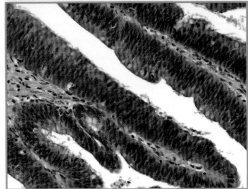
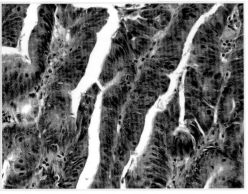

图6 回盲部切除病变的组织病理像

a 图5b的红线部附近的低倍放大像。可见管状绒毛状增生的黏膜内肿瘤，在绿线所示的区域见有黏膜内癌。

b a的绿框部高倍放大像。可以观察到由N/C比高的嗜酸性高圆柱状上皮的增生所构成的高度异型管状绒毛状腺瘤，纺锤状核的假复层明显。

c a的黄框部高倍放大像。可以观察到核的肿大和排列、极性的紊乱，以及不规则的腺管分支和腺管密度高的增殖等表现，被认为是高分化型管状腺癌。

9版》，诊断为pTis、N0、M0的回肠腺瘤癌变。由于判断为治愈切除，未行术后化疗，现在回盲部切除后已过去了3年，至今无复发，随访观察中。

讨论

原发性小肠恶性肿瘤占全部消化道恶性肿瘤的0.1%~0.3%，是非常罕见的癌。根据Sakae等的报道，小肠腺癌的7成是男性，73%存在于十二指肠，27%存在于空肠或回肠。作为背景疾病，据知有家族性大肠腺瘤病、Lynch综合征、Peutz-Jeghers综合征、克罗恩病（Crohn disease）和乳糜泻等，但在日本原发性小肠癌多发生于没有背景疾病的患者中。在本病例中也未见明显的背景疾病。

小肠病变缺乏特异性的症状，特别是空肠癌和回肠癌，有不少是在发展到晚期以后，因呈现由肠狭窄引起的腹痛、呕吐和因肿瘤出血引起的便血、贫血等症状而被发现的。因此，小肠癌的预后很差，5年生存率仅为14%~33%，非常希望能够被早期发现。

本病例以便潜血阳性为契机，在回肠末端部发现了腺瘤癌变。本来空肠或回肠的腺瘤本身就是发生率极低的病变，在常规的内镜检查中容易辨识的空肠上部和回肠末端的病变有很多是比较大型的、呈隆起型病变的高度异型病

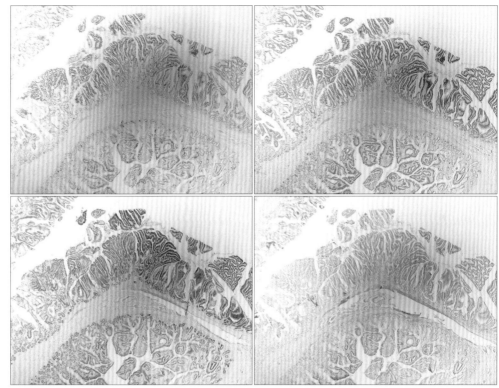

图7 回盲部切除标本的免疫组织化学染色像

a 黏膜内癌部全层性Ki-67阳性率高，增殖功能比腺瘤部还要强。

b、c 在腺瘤和癌，CDX2（**b**）和MUC2（**c**）均广泛呈阳性。

d MUC5AC散在性地呈部分阳性。

变，这方面的报道比较多。本病例也是这样的例子。另外，还报道有由于引起肠套叠而被发现的腺瘤内癌病例等。关于这些小肠腺瘤，在何种程度上可以观察到和大肠一样的腺瘤—癌（adenoma-carcinoma sequence）途径致癌这一点是有争议的，但见有上述的肠套叠病例和伴有腺瘤成分的空肠癌等病例报道，都是 5 cm 大小和 6 cm 大小的大型病变，均可以观察到绒毛状增生，本病例也一样。有研究者认为，特别是对于伴有绒毛状增生的大型的腺瘤病变，应该注意在一部分病变中伴有腺癌的可能性。

因为本病例在肉眼观察下作为无蒂性的隆起型病变被发现，在治疗前活检中为呈高度异型的管状绒毛腺瘤，因此作为小肠腺瘤病变并不矛盾。但是，因为是呈现出横跨亚全周性的

较宽大的病变，而且很难向病变的口侧插入内镜，所以深部的表面结构和浸润深度推测等详细的病变观察很难进行。虽然根据腹部增强 CT 检查和灌肠 X 线造影检查认为病变局限于回盲部，但由于判断通过内镜切除术难以整块切除，与患者本人商量后进行了回盲部切除术。在术前的肉眼观察中未见明显怀疑为恶性的表现，但由于在组织病理学检查中发现了一部分高度异型成分，结果为小肠腺瘤癌变的诊断。当比较见有恶性表现的部位和肉眼表现时，发现在病变的口侧存在癌成分，由于其位于病变背面的隐蔽位置，认为在操作空间较小的回肠末端部，通过内镜检查很难用肉眼确认恶性表现。

在小肠镜诊疗指南中，对于包括停留于黏膜内的肿瘤在内的小肠上皮性肿瘤，认为内镜

切除是有用的。另一方面，虽然对于大型病变建议分片切除，但这种情况下有可能发生处置后出血和穿孔的风险会增高，现状是尚无确定统一的治疗方案。虽然本病例通过外科手术得以治愈切除，但因为是肉眼下无法确认含有癌成分的病例，当考虑到在通过内镜进行分片切除的情况下也有可能残留这一点时，从结果来看认为外科手术是最佳的治疗方法。

目前，关于对小肠癌的确立的治疗方案和随访的目标尚无统一的共识，有待于今后通过病例的积累，报道统一的方针。

结语

笔者等经治了1例对小肠腺瘤癌变进行回盲部切除术得以治愈的病例，认为是可以与切除标本的组织病理学表现进行对比和分析的珍贵的病例，故在此进行了报道。

参考文献

[1]Aparicio T, Henriques J, Manfredi S, et al. Small bowel adenocarcinoma: Results from a nationwide prospective ARCAD-NADEGE cohort study of 347 patients. Int J Cancer 15; 147: 967–977, 2020.

[2]大腸癌研究会（編）．大腸癌取扱い規約，第9版．金原出版，2018.

[3]Sakae H, Kanzaki H, Nasu J, et al. The characteristics and outcomes of small bowel adenocarcinoma: a multicentre retrospective observational study. Br J Cancer 117: 1607–1613, 2017.

[4]田中麻理子，牛久哲男．空腸・回腸—小腸腺腫・腺癌．胃と腸 56: 282–287, 2021.

[5]岡志郎，田中信治，飯尾澄夫，他．小腸の腫瘍性・腫瘍様疾患—原発性小腸癌と転移性小腸腫瘍．胃と腸 54: 451–460, 2019.

[6]八尾恒良，日吉雄一，田中啓二，他．最近10年間（1970～1979）の本邦報告例の集計からみた空・回腸腫瘍—悪性腫瘍．胃と腸 16: 935–941, 1981.

[7]Puccini A, Battaglin F, Lenz HJ. Management of advanced small bowel cancer. Curr Treat Options Oncol 19: 69, 2018.

[8]根本哲生，小原淳．小腸の上皮性良性腫瘍．腫瘍病理鑑別診断アトラス刊行委員会（監），九嶋亮治，牛久哲男（編）．腫瘍病理鑑別診断アトラス：十二指腸・小腸・虫垂腫瘤．文光堂，pp 55–58, 2021.

[9]熊本光孝，谷口友志，向林知津，他．腸重積にて発見された空腸絨毛腺腫内癌の1切除例．日消誌 97: 28–32, 2000.

[10]Adsay NV, Nagtegaal ID, Reid MD. Non-ampullary adenocarcinoma. In The WHO Classification of Tumours Editorial Board (eds). WHO Classification of Tumours, Digestive System Tumours, 5th ed. IARC press, Lyon, pp 124–126, 2019.

[11]Nakano Y, Adachi Y, Okamoto H, et al. Adenocarcinoma with adenoma in the jejunum suggesting an adenoma-carcinoma sequence in the small bowel; A case report. Oncol Lett 8: 633–636, 2014.

[12]山本博徳，緒方晴彦，松本主之，他．小腸内視鏡診療ガイドライン．Gastroenterol Endosc 57: 2685–2720, 2015.

Summary

Carcinoma in Adenoma of the Small Bowel Curatively Resected by Ileocecal Resection, Report of a Case

Ryosaku Shirahashi[1], Yasumi Katayama,
Takashi Okuyama[2], Emiko Takeshita,
Shinichi Ban[3], Masaya Tamano[1]

A man in his 60s underwent colonoscopy for the investigation of a positive occult fecal blood test. A subcircumferential sessile lesion, 30mm in diameter, was found in the terminal ileum. Its surface was reddish, with aggregated nodules. Small bowel capsule endoscopy and barium enema examination found no evidence of multiple intestinal lesions in the small bowel such as Crohn's disease. As a malignant lesion could not be ruled out, ileocecal resection was performed for the purpose of diagnosis and treatment. Histopathological examination revealed the presence of a tubulovillous adenoma that appeared to be partially highly atypical. The final diagnosis was carcinoma in tubulovillous adenoma. The patient has had no recurrence at approximately 3 years after treatment.

[1]Department of Gastroenterology, Dokkyo Medical University Saitama Medical Center, Koshigaya, Japan.

[2]Department of Surgery, Dokkyo Medical University Saitama Medical Center, Koshigaya, Japan.

[3]Department of Pathology, Dokkyo Medical University Saitama Medical Center, Koshigaya, Japan.

合并家族性大肠腺瘤病的空肠癌和回肠癌4例

伊藤 彻哉[1]

石田 秀行

摘要●家族性大肠腺瘤病（FAP）是一种以大肠癌以及多种伴随病变为特征发病的常染色体显性遗传性疾病，空肠癌和回肠癌也作为伴随病变被人们所了解，尽管发生率较低。在笔者科室随访的151例FAP中，提示有4例患有空肠癌或回肠癌。其中空肠癌为1例，回肠癌为3例，回肠癌中有2例发生于人工肛门部位。空肠癌或回肠癌的终身发病风险（70岁）为15.7%。由于针对FAP的适当手术治疗和监测方法的进步，在年轻人中因大肠癌而导致的死亡减少，今后空肠癌和回肠癌的发病率有可能会增加。希望通过病例的积累阐明空肠癌和回肠癌的发病机制，并确立合适的监测方法。

关键词 空肠癌 回肠癌 家族性大肠腺瘤病 *APC*基因 硬纤维瘤

[1] 埼玉医科大学総合医療センター消化管・一般外科 〒350-8550 川越市鸭田1981 E-mail : tez1028@saitama-med.ac.jp

前言

家族性大肠腺瘤病（familial adenomatous polyposis，FAP）是一种由 *APC* 基因的生殖细胞系列突变所引起的常染色体显性遗传性疾病，多发大肠腺瘤。由于大肠癌的发生在40多岁的FAP患者中均约为50%，如果置之不理的话，在60岁左右几乎达到100%，因此预防性大肠切除被作为标准治疗，大肠癌所导致的死亡率呈下降趋势。除了大肠以外，在胃、十二指肠、空肠和回肠等消化道器官和其他脏器也可发生伴随病变。十二指肠癌和硬纤维瘤作为主要的伴随病变被人们所了解，但关于空肠癌和回肠癌，因为其发生率低，以及对所有FAP病例进行空肠和回肠监测性检查的难度，尚未得到充分的研究。

本文介绍了在笔者科室进行的FAP病例随访观察过程中发现的小肠癌4例。

病例

在笔者科室随访的151例FAP中，有4例确认有空肠癌或回肠癌。这4例的临床病理学特征如**表1**所示。在发生空肠癌或回肠癌的全部4例病例中均确认存在 *APC* 基因突变。性别为男性2例，女性2例；诊断时平均年龄为58.8（52～65）岁。空肠1例2个病变，回肠3例6个病变（回肠储袋1例4个病变，人工肛门部2例2个病变）；组织病理学表现为高分化型管状腺癌7个病变，低分化型腺癌1个病变。4例中有3例是在Ⅳ期和高度进展状态下被发现的。全部病例都有大肠手术史，手术后的平均病程为32（25～38）年。另外，在全部4例中均确认有Spigelman分期Ⅱ期以上的十二指肠腺瘤。下面介绍这4例病例的临床经过。

病例	年龄（岁）	性别	大肠的腺瘤密度	大肠手术后的病程	十二指肠息肉	部位	组织病理像	APC突变	病期	预后
1	56	男	非密生型	38年	有（Spigelman Ⅳ）	回肠	肿瘤1：tub1≫tub2 肿瘤2~4：tub1	c.2677G>T	Ⅳ	原癌死（9个月）
2	52	女	密生型	32年	有（Spigelman Ⅱ）	空肠	肿瘤1：por1>tub2 肿瘤2：tub1, tub2≫muc	c.3984del5	Ⅳ	原癌死（9个月）
3	65	女	非密生型	25年	有（Spigelman Ⅳ）	回肠	tub1, pap>muc	c.8017A>G	Ⅱ A	生存（13个月）
4	62	男	非密生型	33年	有（Spigelman Ⅲ）	回肠	tub1>tub2	c.3927_3931delAAAGA	Ⅳ	生存（5个月）

[病例1]

患者：56岁，男性。

家族史：妹妹被诊断为FAP。

现病史：18岁时被诊断为FAP，在其他医院施行了大肠全切除术（回肠储袋肛管吻合）。从48岁时开始定期到笔者医院门诊就诊。

51岁时对十二指肠多发腺瘤（Spigelman Ⅳ期）行了保留胰的十二指肠切除术。

55岁时，在腹部超声检查中发现多发于两叶肝的10~30 mm大小的结节，经皮肝活检的结果为腺癌（adenocarcinoma）。在下消化道内镜检查中发现在回肠袋内有最大30 mm大小的广基性肿瘤（图1a、b），诊断为回肠癌、肝转移。施行了8个疗程的CAPOX疗法（卡培他滨+奥沙利铂），治疗效果为部分奏效（partial response，PR）。

在56岁时施行了腹会阴式回肠袋切除术、回肠人工肛门造口术、肝后区域切除术+肝部分切除术。在术后出现肺转移、骨转移，虽然也施行FOLFIRI + Bv疗法（氟尿嘧啶+左亚叶酸+伊立替康+贝伐珠单抗），但由于原病恶化，在回肠袋切断术后9个月去世了，享年56岁。

在组织病理学诊断中，在回肠袋内的4处发现肿瘤（图1c），虽然都是以腺瘤为背景的高分化~中分化型管状腺癌，但是由于化学疗法奏效，浸润深度为ypTis（图1c、d）。另外，肝转移灶均为中分化型管状腺癌（图1e）。

[病例2]

患者：52岁，女性。

家族史：母亲在36岁时因伴FAP的大肠癌而死亡，长子在19岁时被诊断出患有FAP。

现病史：20岁时在其他医院因被诊断为FAP而接受了大肠全摘除回肠储袋肛管吻合术，此后对十二指肠息肉、硬纤维瘤、腹腔内粘连有10次手术史。

以上腹疼痛为主诉而住院了。CT检查在空肠近端见有肿瘤；X线造影检查在空肠近端见有重度狭窄（图2a）。虽然未能确定诊断，但怀疑是恶性肿瘤，施行了手术治疗。在距离Treitz韧带5 cm（肿瘤1）和30 cm（肿瘤2）的空肠近端发现2个肿瘤，并伴有腹膜种植。虽然施行了空肠部分切除术，但术后出现腹膜种植，引起了空肠的狭窄，所以在术后第21天施行了胃空肠旁路手术。虽然开始了FOLFOX6疗法（氟尿嘧啶+亚叶酸+奥沙利铂），但在施行了6个疗程的时候出现了肺转移，作为2次治疗施行了FOLFIRI疗法，但在空肠切除的9个月后因原癌死亡。根据组织病理学诊断，肿瘤1为80 mm大小的低分化型腺癌（pT3），肿瘤2为50 mm大小的高分化~中分化型管状腺癌（pT3）（图2b~e）。

[病例3]

患者：65岁，女性。

家族史：母亲41岁时罹患直肠癌；次子被

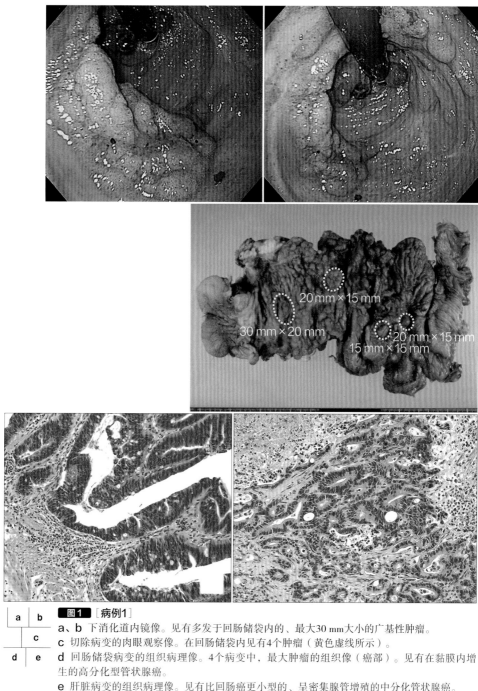

a	b
	c
d	e

图1〔病例1〕

a、b 下消化道内镜像。见有多发于回肠储袋内的、最大30 mm大小的广基性肿瘤。

c 切除病变的肉眼观察像。在回肠储袋内见有4个肿瘤（黄色虚线所示）。

d 回肠储袋病变的组织病理像。4个病变中，最大肿瘤的组织像（癌部）。见有在黏膜内增生的高分化型管状腺癌。

e 肝脏病变的组织病理像。见有比回肠癌更小型的、呈密集腺管增殖的中分化管状腺癌。

诊断为 FAP，37 岁时罹患直肠癌。

现病史：40 岁左右在其他医院因被诊断为伴有直肠癌的 FAP 而施行了大肠全切除永久回肠人工肛门造口术。从 58 岁开始定期到笔者医院门诊就诊。

59 岁时，对 Spigelman Ⅳ 期的十二指肠息肉施行了保留胰的十二指肠切除术，经组织病理学诊断，为合并十二指肠癌（pT1a）的十二指肠息肉。从 63 岁时开始自行中断了定期的门诊就诊，后来因在回肠人工肛门部出现肿瘤并

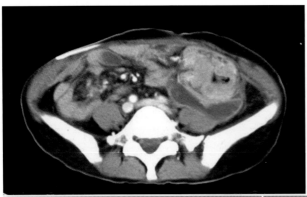

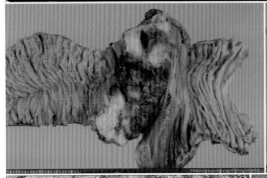
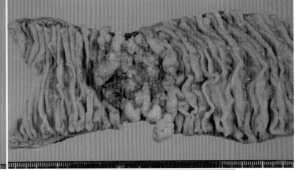

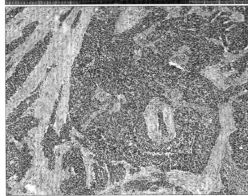
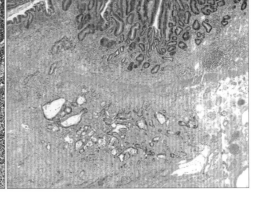

a		
b	c	
d	e	

图2 [病例2]

a 腹部造影CT像（显示肿瘤1）。在空肠近端见有肿瘤，并伴有相同部位的消化道狭窄。

b 位于距Treitz韧带5 cm位置的肿瘤1的肉眼观察像。

c 位于距Treitz韧带30 cm位置的肿瘤2的肉眼观察像。

d 肿瘤1的组织病理像。见有低分化型腺癌的浸润性增殖。

e 肿瘤2的组织病理像。见有高分化～中分化型管状腺癌的增殖。

增大，难以管理而再次就诊。发生于人工肛门部的肿瘤为 100 mm×80 mm 大小，覆盖着人工肛门的排泄口（**图3a、b**）。施行了包括伴有肿瘤的人工肛门部在内的回肠部分切除术和人工肛门重建手术。

在组织病理学诊断中，朝向表层见有呈绒毛状～管状增殖的高分化型腺癌（pT3），肿瘤中心部～深部见有伴大量黏液的黏液癌（**图3c～e**）。术后经过了13个月，无复发生存中。

[病例4]

患者：62岁，男性。

家族史：父母没有罹患大肠息肉和大肠癌；长女因被诊断为FAP而在20岁时施行了结肠切除术。

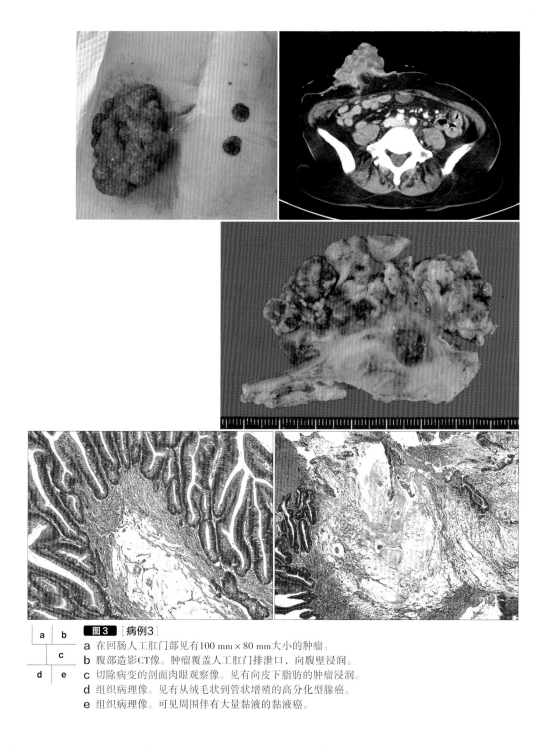

a	b
	c
d	e

图3 [病例3]

a 在回肠人工肛门部见有100 mm×80 mm大小的肿瘤。

b 腹部造影CT像。肿瘤覆盖人工肛门排泄口，向腹壁浸润。

c 切除病变的剖面肉眼观察像。见有向皮下脂肪的肿瘤浸润。

d 组织病理像。见有从绒毛状到管状增殖的高分化型腺癌。

e 组织病理像。可见周围伴有大量黏液的黏液癌。

现病史：患者30岁时在其他医院被诊断为FAP、直肠癌和腹腔内硬纤维瘤而施行了大肠全切除永久回肠人工肛门造口术。

门诊就诊时主诉从人工肛门部排脓，在同一部位伴有70 mm×40 mm肿瘤的形成（**图4a**）。全身检查的结果，在左肺发现有两处转移灶。由于诊断出伴有肺转移的回肠癌，施行了以人工肛门部为中心的回肠部分切除术（**图4b**）。

组织病理学诊断为高分化～中分化型管状

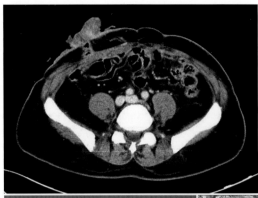

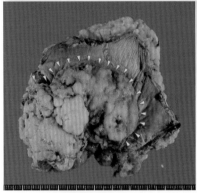
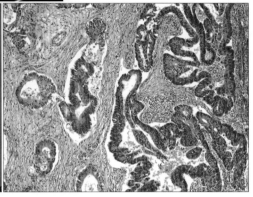

a
b	c

图4 ［病例4］
a 腹部造影CT像。在回肠人工肛门部见有肿瘤样的病变。
b 切除病变的肉眼观察像。病变为70 mm×40 mm大小，主体存在于皮肤和回肠的交界部
（黄色箭头所示）。
c 组织病理像。见有浸润性增生的中分化型管状腺癌。

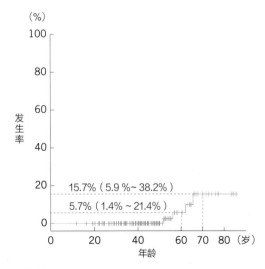

图5 FAP病例的空肠癌和回肠癌的终身发病风险。
空肠癌和回肠癌的终身发病风险在60岁为5.7%，在70
岁为15.7%

腺癌（图4c，pT3）。到术后5个月后的现在
为止，施行了6个疗程的mFOLFOX6疗法，病
情无恶化，患者生存中。

讨论

据报道，包括十二指肠癌在内的小肠癌在
FAP患者中终身发病风险为4%～12%，是一
般人群的250～330.8倍，但大部分发生于十二
指肠，空肠癌和回肠癌的终身发病风险分别
为0.4%和0.1%，非常罕见。在笔者科室151
例FAP的研究中，终身发病风险（70岁）为
15.7%（5.9%～38.2%），与既往的报道相比
发生率较高（图5）。其中的一个原因是空肠
癌和回肠癌的稀少性而没有被充分研究，但也
有可能是受FAP这种疾病的临床表现的影响。
在FAP患者中，除了大肠癌以外还会发生多种

伴随病变，但继大肠癌之后被报道为主要死因的十二指肠癌的发病率在40岁以后升高，认为在大肠切除术后的2～3年硬纤维瘤有许多发病病例。也就是说，在被报道的50岁以后或第一次大肠切除经过20年左右小肠癌发病以前，罹患这些伴随病变的可能性较高，小肠癌的发生率或许比以往的数据更高。今后，由于对以大肠为代表的十二指肠、胃等伴随病变可能发生的脏器的监测质量的提高，认为空肠癌、回肠癌的发病例数会相对增加，迄今为止未被重视的空肠和回肠监测的重要性也有可能增高。Ruys等报道，空肠癌的风险因素是"高龄"和"重度异型的十二指肠息肉"，也在研究选择性的监测。

据报道，FAP根据APC基因的干细胞系列突变的部位不同而表型不同，在密生型FAP中多可以观察到密码子1250～1464的突变；在attenuated FAP中，除了APC基因的5'端和3'端区域外，在选择性剪接区域多可以观察到突变。也有报道指出，作为伴随病变的硬纤维瘤的发生与密码子1444～1560的生殖细胞系列突变有关。FAP患者的空肠癌和回肠癌的发病机制尚不明确，据笔者等所知，还没有关于以空肠癌和回肠癌作为伴随病变而发病的患者群的特征性突变部位的报道。虽然此次展示的4例的突变均存在于外显子16中，但为了研究与空肠癌或回肠癌的发生相关的特定趋势，还需要进一步积累病例（**图6**）。

近年来，由于小肠镜和胶囊内镜的普及，关于小肠病变的报道有所增加。在整个空肠和

回肠，43%～87%的息肉是在胶囊内镜检查中被发现的。关于空肠腺瘤和回肠腺瘤的发生率，在空肠为50%，在回肠为20%，其大小为1～10 mm。与回肠相比，在空肠发生的腺瘤较多，尤其是有报道称，空肠腺瘤与Spigelman Ⅱ期以上的十二指肠腺瘤的罹患有相关性。在笔者医院所经治的病例中，虽然在空肠癌或回肠癌发生以前没有进行小肠的监测，但若是假设空肠癌和回肠癌是基于腺瘤—癌（adenoma-carcinoma sequence）途径致癌的话，在全部4例病例中均发现Spigelman Ⅱ期以上的十二指肠腺瘤，与上述报道并不矛盾。

关于大肠切除后回肠袋内病变的报道也在增加。大肠切除时的年龄越大，回肠袋内腺瘤的发生率越高，并随着术后经过的年数而增加，也有报道称，到术后15年的回肠储袋内腺瘤的发生率为75%。关于腺瘤的癌变率，病变大小在5 mm以下时为0.46%，长径6～9 mm时为3.3%，长径10 mm以上时为28.2%，在10 mm以上时伴有较高的癌变率。尽管是1年以内的内镜监测，发现晚期癌的情况也较多，除了基于腺瘤—癌（adenoma-carcinoma sequence）途径的致癌形式以外，也有人指出有从正常上皮癌变（de novo）的可能性。FAP的大肠切除多在年轻人身上进行，因此回肠储袋的监测非常重要。

回肠人工肛门部的致癌率尚未被充分研究，需要进一步的积累病例。虽然致癌机制尚不明确，但由于多是从皮肤黏膜接合部发生癌，一般认为其原因是由人工肛门装置所引起的物理性刺激和粪便为碱性所引起的化学性刺激。

结语

笔者认为，由于对FAP的大肠癌和伴随病变进行适当的治疗，空肠癌和回肠癌的发生会相对增加。在现在的指南中虽然并不一定是必需的，但有可能对空肠和回肠的监测也是很重要的。

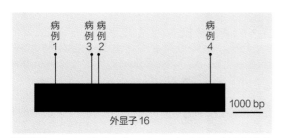

图6 APC基因突变部位。可以观察到所有4例病例的突变部位都在外显子16

参考文献

[1]Bussey HJR. Familial polyposis coli. family studies, histopathology, differential diagnosis, and results of treatment. The Johns Hopkins University press, Baltimore, 1976.

[2]Iwama T, Tamura K, Morita T, et al. A clinical overview of familial adenomatous polyposis derived from the database of the Polyposis Registry of Japan. Int J Clin Oncol　9: 308–316, 2004.

[3]Spigelman AD, Williams CB, Talbot IC, et al. Upper gastrointestinal cancer in patients with familial adenomatous polyposis. Lancet　2: 783–785, 1989.

[4]大腸癌研究会（編）. 遺伝性大腸癌診療ガイドライン 2020年版. 金原出版, 2020.

[5]Jagelman DG, DeCosse JJ, Bussey HJ. Upper gastrointestinal cancer in familial adenomatous polyposis. Lancet　1: 1149–1151, 1988.

[6]Moozar KL, Madlensky L, Berk T, et al. Slow progression of periampullary neoplasia in familial adenomatous polyposis. J Gastrointest Surg　6: 831–837, 2002.

[7]Brosens LAA, Keller JJ, Offerhaus GJ, et al. Prevention and management of duodenal polyps in familial adenomatous polyposis. Gut　54: 1034–1043, 2005.

[8]Parc Y, Piquard A, Dozois RR, et al. Long-term outcome of familial adenomatous polyposis patients after restorative coloproctectomy. Ann Surg　239: 378–382, 2004.

[9]Speake D, Evans DG, Lalloo F, et al. Desmoid tumours in patients with familial adenomatous polyposis and desmoid region adenomatous polyposis coli mutations. Br J Surg　94: 1009–1013, 2007.

[10]Saito Y, Hinoi T, Ueno H, et al. Risk factors for the development of desmoid tumor after colectomy in patients with familial adenomatous polyposis: multicenter retrospective cohort study in Japan. Ann Surg Oncol　23: 559–565, 2016.

[11]Ruys AT, Alderlieste YA, Gouma DJ, et al. Jejunal cancer in patients with familial adenomatous polyposis. Clin Gastroenterol Hepatol　8: 731–733, 2010.

[12]Nagase H, Miyoshi Y, Horii A, et al. Correlation between the location of germ-line mutations in the APC gene and the number of colorectal polyps in familial adenomatous polyposis patients. Cancer Res　52: 4055–4057, 1992.

[13]Davies DR, Armstrong JG, Thakker N, et al. Severe Gardner syndrome in families with mutations restricted to a specific region of the APC gene. Am J Hum Genet　57: 1151–1158, 1995.

[14]Sanchez-Mete L, Stigliano V. Update on small bowel surveillance in hereditary colorectal cancer syndromes. Tumori　105: 12–21, 2019.

[15]Schulz AC, Bojarski C, Buhr HJ, et al. Occurrence of adenomas in the pouch and small intestine of FAP patients after proctocolectomy with ileoanal pouch construction. Int J Colorectal Dis　23: 437–441, 2008.

[16]Iaquinto G, Fornasarig M, Quaia M, et al. Capsule endoscopy is useful and safe for small-bowel surveillance in familial adenomatous polyposis. Gastrointest Endosc　67: 61–67, 2008.

[17]Wong RF, Tuteja AK, Haslem DS, et al. Video capsule endoscopy compared with standard endoscopy for the evaluation of small-bowel polyps in persons with familial adenomatous polyposis（with video）. Gastrointest Endosc　64: 530–537, 2006.

[18]Matsumoto T, Esaki M, Yanaru-Fujisawa R, et al. Small-intestinal involvement in familial adenomatous polyposis: evaluation by double-balloon endoscopy and intraoperative enteroscopy. Gastrointest Endosc　68: 911–919, 2008.

[19]Schulmann K, Hollerbach S, Kraus K, et al. Feasibility and diagnostic utility of video capsule endoscopy for the detection of small bowel polyps in patients with hereditary polyposis syndromes. Am J Gastroenterol　100: 27–37, 2005.

[20]Thompson-Fawcett MW, Marcus VA, Redston M, et al. Adenomatous polyps develop commonly in the ileal pouch of patients with familial adenomatous polyposis. Dis Colon Rectum　44: 347–353, 2001.

[21]Tonelli F, Ficari F, Bargellini T, et al. Ileal pouch adenomas and carcinomas after restorative proctocolectomy for familial adenomatous polyposis. Dis Colon Rectum　55: 322–329, 2012.

[22]Sakamoto T, Matsuda T, Nakajima T, et al. Clinicopathological features of colorectal polyps: evaluation of the 'predict, resect and discard' strategies. Colorectal Dis　15: e295–300, 2013.

[23]Tajika M, Niwa Y, Bhatia V, et al. Risk of ileal pouch neoplasms in patients with familial adenomatous polyposis. World J Gastroenterol　19: 6774–6783, 2013.

[24]Tajika M, Tanaka T, Ishihara M, et al. Long-term outcomes of metachronous neoplasms in the ileal pouch and rectum after surgical treatment in patients with familial adenomatous polyposis. Endosc Int Open　7: E691–698, 2019.

[25]田近正洋, 田中努, 平山裕, 他. 遺伝性腫瘍術後の内視鏡サーベイランス. 消内視鏡　31: 1324–1330, 2019.

[26]Iizuka T, Sawada T, Hayakawa K, et al. Successful local excision of ileostomy adenocarcinoma after colectomy for familial adenomatous polyposis: report of a case. Surg Today　32: 638–641, 2002.

[27]Baciewicz F, Sparberg M, Lawrence JB, et al. Adenocarcinoma of an ileostomy site with skin invasion: a case report. Gastroenterology　84: 168–170, 1983.

[28]Bedetti CD, DeRisio VJ. Primary adenocarcinoma arising at an ileostomy site. An unusual complication after colectomy for ulcerative colitis. Dis Colon Rectum　29: 572–575, 1986.

[29]Carey PD, Suvarna SK, Baloch KG, et al. Primary adenocarcinoma in an ileostomy: a late complication of surgery for ulcerative colitis. Surgery　113: 712–715, 1993.

[30]Reissman P, Avroutis O, Cohen DY, et al. Ileostomy-site colonic metaplasia with adenocarcinoma after proctocolectomy for ulcerative colitis. Am J Gastroenterol　92: 1932–1933, 1997.

Summary

Four Cases of Jejunal and Ileal Cancer with Familial Adenomatous Polyposis

Tetsuya Ito[1], Hideyuki Ishida

FAP（familial adenomatous polyposis）is an autosomal dominant inherited disease in which patients develop colorectal cancer and various associated lesions. Among the 151 cases of FAP in our department ; here, we present four cases of jejunal and ileal cancer: one case of jejunal cancer and three cases of ileal cancer, with two of the ileal cancer cases occurring at the colostomy site. Our analysis shows that the lifetime risk（at 70 years of age）of developing jejunal and ileal cancer is 15.7%. However, because appropriate surgical treatment for FAP and advances in surveillance can reduce the number of deaths due to colorectal cancer at a young age, the incidence of jejunal and ileal cancer may increase in the future. Therefore, we hope that a carcinogenic mechanism will be elucidated and that surveillance will be established by the accumulation of cases.

[1]Department of Digestive Tract and General Surgery, Saitama Medical Center, Saitama Medical University, Kawagoe, Japan.

以消化道出血就诊被发现的源于异位胰腺的 Meckel 憩室癌 1 例

八岛 一夫 [1]
桥本 健志
吉田 由纪奈
荻原 谅平
纸谷 悠
坂口 琢纪
能美 隆启 [2]
菓 裕贵 [1]
池渊 雄一郎
吉田 亮
河口 刚一郎
柳生 拓辉 [3]
木原 恭一
野内 直子 [4]
桑本 聪史
矶本 一 [1]

摘要● 患者为 80 多岁的男性。以血便为主诉到其他医院就诊，进行了上消化道和下消化道内镜检查，但未发现出血源，怀疑为小肠出血而被转诊到笔者医院。在小肠胶囊内镜检查中发现在小肠下部出血，施行了经肛门双气囊内镜检查。在距离回盲瓣 100 cm 附近口侧的回肠发现 15 mm 大小的黏膜下肿瘤（SMT）样隆起，在顶部伴有出血糜烂气垫征（cushion sign）阴性。在病变的基部有同心圆状皱褶，怀疑是 Meckel 憩室内翻。认为是出血源，施行了腹腔镜辅助下小肠切除术。根据切除标本的组织病理学表现，诊断为从 Meckel 憩室的固有肌层到浆膜下为主体的腺癌。在肿瘤周围见有异位胰腺，根据与肿瘤之间的连续性和免疫染色表现，诊断为以异位胰腺为发生源的 Meckel 憩室癌。

关键词　　Meckel 憩室癌　异位胰腺　小肠出血　小肠胶囊内镜　小肠双气囊内镜

[1] 鸟取大学医学部消化器·肾臓内科学分野　〒683–8504 米子市西町 36–1
　　E–mail：yashima@tottori–u.ac.jp
[2] 鸟取县济生会境港综合病院消化器内科
[3] 鸟取大学医学部消化器·小儿外科学分野
[4] 同　病理学讲座

前言

　　Meckel 憩室是胚胎期的卵黄肠管近端残留而形成的先天性小肠憩室，已知 10% 左右存在异位胰腺。异位胰腺好发于胃、十二指肠、空肠等的胰腺附近，但也有时可在 Meckel 憩室、回肠中发现。虽然 Meckel 憩室和异位胰腺大多无症状，但有时会引起肠套叠和出血，偶尔也有合并腺癌的报道。此次笔者等经治了 1 例极其罕见的病例——在内服抗血栓药的过程中，以消化道出血就诊发现的异位胰腺作为发生源的 Meckel 憩室癌，对此进行了报道。

病例

　　患者：80 多岁，男性。

　　主诉：血便。

　　既往史：2 型糖尿病，青光眼，支气管哮喘，血脂异常，脑梗死（80 岁），无腹部手术史。

　　生活史：饮酒（啤酒）350 mL/d，吸烟 30 支 /d×40 年。

　　家族史：母亲患甲状腺癌。

　　现病史：20XX 年 5 月脑梗死发病，开始内服氯吡格雷 75 mg/d。同年 6 月开始有血便，感觉走路不稳。血液检查结果为 Hb 5.8 g/dL，为

表1 临床检查结果

血常规	
WBC	5100/μL
NEUT	3700/μL
LYM	900/μL
MONO	300/μL
EO	100/μL
BA	0/μL
RBC	360×10^4/μL
Hb	9.9 g/dL
Hct	30.6%
MCV	85.0 fL
Plt	25.7×10^4/μL
血凝	
PT	100.3%
PT-INR	1.00
APTT	25.8 s
生化学	
TP	6.9 g/dL
Alb	4.4 g/dL
T-Bil	0.8 mg/dL
AST	25 U/L
ALT	13 U/L
ALP	57 U/L
γ-GTP	26 U/L
LD	178 U/L
CRP	0.02 mg/dL
BUN	14.7 mg/dL
Cre	0.75 mg/dL
eGFR	74.77 mL/（min·1.73m²）
Na	138 mmol/L
K	4.3 mmol/L
Cl	102 mmol/L
Glu	114 mg/dL

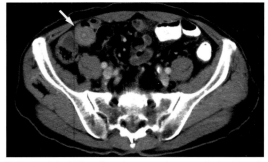

图1 腹部造影CT像。在回肠见有15 mm大小、被不均一性造影的肿瘤（黄色箭头所指）

身体状况：意识清晰，身高 153 cm，体重 42 kg，体温 36.4 ℃，血压 138/75 mmHg，脉搏 71/min。眼睑结膜有贫血。无胸部异常表现。腹部平坦、柔软，无压痛。

血液检查结果（表1）：在其他医院输了血，除了 Hb 9.9 g/dL，见有轻度贫血以外，未发现异常表现。

腹部增强 CT 表现 在回肠中发现 15 mm 大小、强化不均一的肿瘤（图1，黄色箭头所指）。

小肠胶囊内镜（capsule endoscopy，CE）表现 在施行小肠 CE 时，虽然不能确定明确的出血源，但是在小肠下部随着肠液向肛侧流动而变为血性样（图2a），认为是小肠出血在持续着（图2b）。

住院中施行了小肠双气囊内镜检查（double balloon endoscopy，DBE）。

经肛门的 DBE 表现 在距离回盲瓣 100 cm 附近口侧的回肠见有 15 mm 大小的黏膜下肿瘤（submucosal tumor，SMT）样隆起型病变，在顶部伴有糜烂、浅凹陷和渗出，气垫征为阴性（图3a）。在病变基部有同心圆状皱褶，怀疑是 Meckel 憩室的内翻（图3b）。

DBE 下 X 线造影表现 在肠系膜附着对侧见有向肠腔内突出、有表面凹凸的 SMT 样隆起（图4，黄色箭头所指）。

临床经过 DBE 时的活检结果虽然显示为炎性变化的表现，但根据经肛门的 DBE 图像，

重度贫血，为了进一步详细检查和治疗而住进了其他医院。为了详细检查贫血的原因，施行了单纯CT检查、上消化道和下消化道内镜检查，但是没有发现出血源，由于怀疑是小肠出血，被介绍到笔者医院就诊。

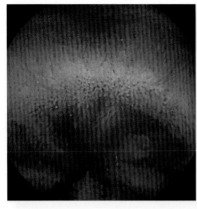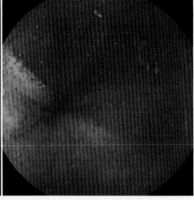

a | b

图2 小肠CE像
a 肠液发生了血性样变化。
b 在回肠见有持续性出血。

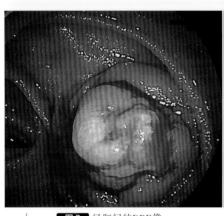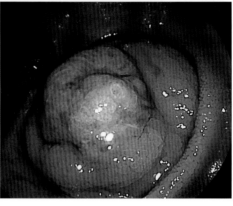

a | b   **图3** 经肛门的DBE像
a 常规内镜像（白光）。发现在顶部伴有糜烂、浅凹陷和渗出的SMT样隆起型病变，气垫征为阴性。
b 靛胭脂色素染色像。在病变的基部有同心圆状皱褶，怀疑是Meckel憩室的内翻。

怀疑是伴有肿瘤的 Meckel 憩室的内翻，判断为出血源，施行了腹腔镜辅助下小肠切除术。在回肠发现边缘平滑的、伴有弹性硬肿瘤的 Meckel 憩室，肿瘤浆膜侧与大网膜粘连，也合并一部分大网膜切除了。

　　切除标本的肉眼表现　在肠系膜的对侧见有与 Meckel 憩室一致的 SMT 样的肿瘤形成（15 mm 大小）（**图5**）。

　　切除标本的组织病理学表现　沿着病变的最大剖面进行了组织病理学检查。首先在低倍放大像中观察到固有肌层的 M 形弯曲，整体上呈与作为部分向内腔侧内翻的 Meckel 憩室不矛盾的结构（**图6a、b**）。在憩室的前端见有 von Heinrich Ⅰ 型的异位胰腺组织，是具有包括导管、腺泡细胞、胰岛在内的完全的胰腺组

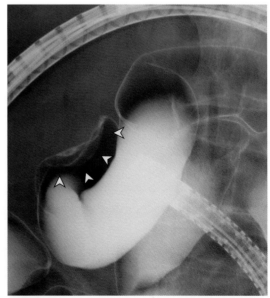

图4 DBE下X线造影像。在肠系膜附着对侧发现有向肠腔内突出、表面有凹凸的SMT样隆起（黄色箭头所指）

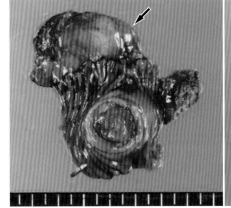
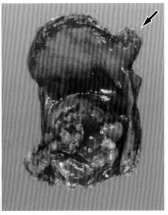

图5 切除标本的肉眼观察像

a 黏膜面。

b 浆膜面。在肠系膜（黑色箭头所指）对侧发现肿瘤形成，与Meckel憩室一致。

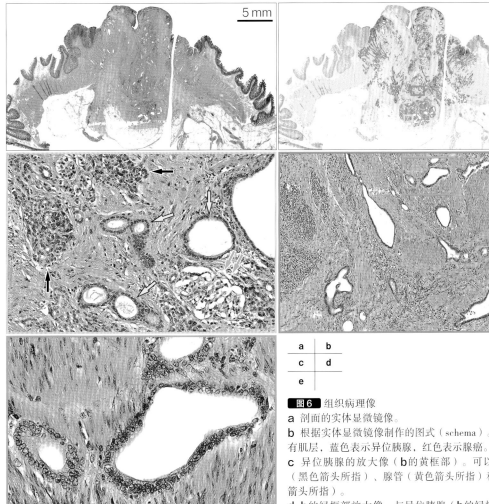

a	b
c	d
e	

图6 组织病理像

a 剖面的实体显微镜像。

b 根据实体显微镜像制作的图式（schema）。黄色表示固有肌层，蓝色表示异位胰腺，红色表示腺癌。

c 异位胰腺的放大像（**b**的黄框部）。可以观察到腺泡（黑色箭头所指）、腺管（黄色箭头所指）和胰岛（蓝色箭头所指）。

d **b**的绿框部放大像。与异位腺腺（**b**的绿框部左侧）相连续，发现形成不规则形腺管的腺癌。

e **d**的蓝框部放大像。呈核肿大、假复层化和极性紊乱的腺癌细胞浸润于肌层内。

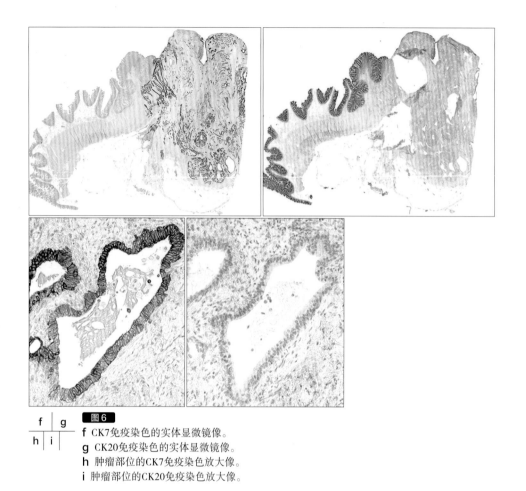

f	g
h	i

图6

f CK7免疫染色的实体显微镜像。
g CK20免疫染色的实体显微镜像。
h 肿瘤部位的CK7免疫染色放大像。
i 肿瘤部位的CK20免疫染色放大像。

织。与此相连续，见有呈腺腔形成的高分化~中分化型腺癌的浸润性增殖以及 Meckel 憩室整体及周围回肠的固有肌层至浆膜下为主体（**图6c ~ e**）。肿瘤在 Meckel 憩室的入口部甚至进展至黏膜面，在表层伴有糜烂。

在免疫组织化学染色中，肿瘤呈 CK7 强阳性、CK20 阴性，与小肠癌相比，认为是更符合浸润性胰管癌的免疫组织化学表型（**图6f ~ i**）。另外，背景的异位胰腺也是与肿瘤同样的免疫组织化学染色结果（**图6f、g**）。

根据与异位胰腺相连续的肿瘤分布，以及肿瘤的细胞形态、增殖形式和免疫组织化学表现综合判断，最终诊断为以 Meckel 憩室的异位胰腺组织为发生源的腺癌。

讨论

Meckel 憩室是由于胚胎期卵黄肠管的近端残留而形成的先天性真性小肠憩室，在成人位于距回盲瓣 60 ~ 100 cm 口侧回肠的肠系膜附着对侧。剖检病例中的发生率为 1% ~ 2%，其中约 50% 伴有异位性组织，主要见有胃黏膜（17.9% ~ 40%）和胰腺组织（5% ~ 16%）。多数呈无症状经过，2% ~ 4% 会出现症状和并发症，多在儿童至学童时期出现症状。并发症有肠梗阻（36.5%）、肠套叠（13.7%）、憩室炎（12.7%）、出血（11.8%）、穿孔（7.3%）、恶性肿瘤（0.5% ~ 3.2%）。笔者等所经治的病例是以出血就诊被发现的，但为在高龄者合并有异位胰腺起源性癌的病例中，极为罕见。

表2 从异位胰腺发生的Meckel憩室癌的报道病例

病例	作者	发表年	年龄	性别	主诉	术前诊断	转移	治疗
1	Koh等	2009	50岁	男性	血便	阑尾肿瘤或Meckel憩室肿瘤	腹膜种植	憩室切除+阑尾切除
2	迫田等	2018	91岁	男性	腹痛	乙状结肠憩室穿孔，小肠梗阻，穿孔性腹膜炎	无	憩室切除
3	Fujita等	2018	58岁	男性	尿痛，尿频	输尿管肿瘤（偶发肿瘤）	无	憩室切除+膀胱部分切除
4	樱井等	2019	69岁	女性	腹痛，呕吐	回盲部肿瘤所引起的小肠梗阻	腹膜种植	回盲部切除/GEM+nab-PTX
5	饭高等	2020	76岁	男性	腹痛，贫血	升结肠癌（偶发肿瘤）	腹膜种植（大肠癌所致）	小肠部分切除/Bev+FOLFOX（针对大肠癌）
6	经治病例	2021	80多岁	男性	血便，步履蹒跚	小肠肿瘤或Meckel憩室内翻	无	小肠部分切除

GEM：吉西他滨；nab-PTX：nab-紫杉醇；Bev：贝伐珠单抗；FOLFOX：氟尿嘧啶＋亚叶酸＋奥沙利铂。

异位胰腺是在解剖学、血行学上与原本的胰腺分开，异位性存在的胰腺组织，被认为是在胚胎期发生异常的（胰芽组织的误入）。在剖检病例中的发生率为 0.6% ~ 5.6%，好发于胃、十二指肠和空肠，但也有发生于回肠、Meckel 憩室和胆囊的报道。多数为无症状，但也有引起肠套叠和出血的情况，虽然也有像笔者等所经治的病例一样癌变的报道，但很少见（0.7% ~ 1.8%）。内镜表现通常呈表面平滑的 SMT 样形态，但有时像笔者等所经治的病例一样，病变的一部分进展至黏膜面，伴有被认为是上皮正下方变化的顶部的变薄和浅凹陷。另外，本病变在 SMT 样隆起的基部见有环状皱褶，呈 Meckel 憩室内翻的特征性的内镜表现。

笔者等通过《医学中央杂志》数据库和 PubMed 检索了关于来源于胰腺组织的 Meckel 憩室癌的报道（检索词：Meckel 憩室、癌、胰腺；时间范围：1983—2021 年），在可以确认的范围内，包括笔者等所经治病例在内只有 6 例（**表2**）。过去的 Meckel 憩室癌的报道，是有晚期症状或偶发性被发现的。与此相对，笔者等所经治的病例是 Meckel 憩室内翻的结果呈 SMT 样隆起，在其顶部见有癌（胰腺癌）的露出，以及在术前被捕捉到癌的内镜表现，这是极为

罕见的。另外，发生于小肠的异位性胰腺癌有很多是缺乏特异性的症状、在发现时已引起淋巴结转移和远处转移的晚期病例。这次的病变虽然通过单纯 CT 检查很难指出，但通过增强 CT 可以确认肿瘤。正如小肠镜诊疗指南中所记载的那样，在怀疑小肠异常的情况下，如果可能的话，首先施行腹部增强 CT，然后结合实际情况采用 CE、DBE 进行详细的检查，这是非常重要的。认为笔者等所经治的病例有抗血栓药的内服，诱发了出血，所以在比较早的阶段得以被发现。

源于胰腺的 Meckel 憩室癌和通常的小肠腺癌之间的鉴别尚无确立的标准，但一般来说，胰腺癌在免疫组织化学染色中为 CK7 呈阳性，CK20 呈阴性或阳性，在源于胰腺的 Meckel 憩室癌过去的报道中也散见有呈这种表达模式的病例。另一方面，研究 CK7、CK20 在普通小肠癌的表达的报道较少，Tun 等报道，以 60 例小肠腺癌为对象进行了研究，其中 CK7、CK20 在回肠癌中表达率分别为 18.2% 和 81.8%，没有呈 CK7 阳性和 CK20 阴性的病例。因此，在回肠的腺癌呈 CK7 阳性、CK20 阴性的情况下，认为应该考虑转移性癌和异位胰源性癌等与通常不同的肿瘤的发生。在本病例中，除了考虑

上述情况，根据与异位胰腺相连续的肿瘤分布、肿瘤和异位胰腺呈同样的免疫组织化学表现，以及肿瘤的细胞形态和增殖形式综合判断，可以诊断为源于异位胰腺的癌。

由于人口的高龄化，遇到原因不明消化道出血的机会在增加，为了正确诊断，通过 CE、DBE 等进行小肠的详细检查非常重要。认为所经治的病例服用抗血栓药是诱因，但通过对小肠出血进行认真细致的检查，得以诊断出罕见的疾病。虽然是比较容易捕捉到异位胰腺癌、Meckel 憩室癌特征的病例，但病例数还很少，难以在术前设想到病况。

结语

笔者等经治了 1 例在脑梗死后使用抗血栓药的过程中，以小肠出血就诊被发现的源于异位胰腺的 Meckel 憩室癌病例。没有通过小肠镜检查可以观察到的报道，虽然很罕见，但作为引起小肠出血的肿瘤性病变，是应该加以鉴别的疾病。

参考文献

[1]Leijonmarck CE, Bonman-Sandelin K, Frisell J, et al. Meckel's diverticulum in the adult. Br J Surg 73: 146–149, 1986.

[2]Yahchouchy EK, Marano AF, Etienne JC, et al. Meckel's diverticulum. J Am Coll Surg 192: 658–662, 2001.

[3]De Castro Barbosa JJ, Dockerty MB, Waugh JM. Pancreatic heterotopia ; review of the literature and report of 41 authenticated surgical cases, of which 25 were clinically significant. Surg Gynecol Obstet 82: 527–542, 1946.

[4]Kabir SA, Raza SA, Kabir SI. Malignant neoplasms of Meckel's diverticulum ; an evidence based review. Ann Med Surg 43: 75–81, 2019.

[5]Yamaguchi M, Takeuchi S, Awazu S. Meckel's diverticulum. Investigation of 600 patients in Japanese literature. Am J Surg 136: 247–249, 1978.

[6]Makhlouf HR, Almeida JL, Sobin LH. Carcinoma in jejunal pancreatic heterotopia. Arch Pathol Lab Med 123: 707–711, 1999.

[7]Guillou L, Nordback P, Gerber C, et al. Ductal adenocarcinoma arising in a heterotopic pancreas situated in a hiatal hernia. Arch Pathol Lab Med 118: 568–571, 1994.

[8]von Heinrich H. Ein beitrag zur histologie des sogen. Akzessorischen pancreas. Virchows Arch Pathol Anat 198: 392–401, 1909.

[9]大井実，三穂乙実，伊東保，他．非癌性胃腫瘍—全国93主要医療施設からの集計的調査．外科 29: 112–133, 1967.

[10]蔵原晃一，吉田雄一朗，和智博信，他．小腸の腫瘍性・腫瘍様疾患—小腸粘膜下腫瘍：粘膜下腫瘍様隆起の形態を呈する腫瘍性・腫瘍様病変．胃と腸 54: 473–484, 2019.

[11]小林広幸，渕上忠彦．内反（内翻），翻転（反転）．胃と腸 52: 649, 2017.

[12]Koh HC, Page B, Black C, et al. Ectopic pancreatic-type malignancy presenting in a Meckel's diverticulum: a case report and review of the literature. World J Surg Oncol 7: 54, 2009.

[13]迫田拓弥，横山雄二郎，宮本勝也．異所性膵組織を発生母地としたMeckel憩室癌の1切除例．日消外会誌 51: 286–293, 2018.

[14]Fujita N, Tambo M, Terado Y, et al. Vesicoenteric fistula arising from an adenocarcinoma of ectopic pancreatic tissue in a Meckel diverticulum. Case Rep Oncol 11: 6–10, 2018.

[15]櫻井静，大田洋平，松島小百合，他．異所性膵組織が発生母地と考えられたメッケル憩室癌の1例．日消外会誌 52: 465–474, 2019.

[16]飯高大介，高嶋祐助，越智史朗，他．上行結腸癌手術時に偶発的に発見切除したMeckel憩室腺癌の1例．日消外会誌 53: 449–455, 2020.

[17]山本博徳，緒方晴彦，松本主之，他．小腸内視鏡診療ガイドライン．Gastroenterol Endosc 57: 2685–2720, 2015.

[18]Tun APP，味岡洋一．小腸腺癌の臨床病理学的および免疫組織学的検討．新潟医会誌 133: 253–265, 2019.

Summary

Meckel's Diverticular Adenocarcinoma in the Ectopic Pancreas Detected During the Gastrointestinal Bleeding Survey, Report of a Case

Kazuo Yashima[1], Takeshi Hashimoto, Yukina Yoshida, Ryohei Ogihara, Yu Kamitani, Takuki Sakaguchi, Takahiro Nomi[2], Hiroki Kurumi[1], Yuichiro Ikebuchi, Akira Yoshida, Koichiro Kawaguchi, Takuki Yagyu[3], Kyoichi Kihara, Naoko Nouchi[4], Satoshi Kuwamoto, Hajime Isomoto[1]

A male patient in his 80s with a chief complaint of bloody stool visited a hospital. However, the cause of bleeding was not detected in the upper and lower gastrointestinal endoscopy. Subsequently, he was referred to our hospital with suspicion of small bowel bleeding. The capsule endoscopy revealed lower small intestinal bleeding ; thus, transanal double-balloon endoscopy was performed. At approximately 100cm oral side from the ileocecal valve, a cushion-sign negative submucosal tumor-like lesion （size, 15mm）was detected with erosion and blood oozing at the top. A concentric fold was observed at the base of the lesion, and the inversion of the Meckel's diverticulum was suspected and considered as the cause of bleeding ; thus, laparoscopic resection was performed. Histopathological findings of the resected specimen revealed an adenocarcinoma in the muscularis propria and subserosa of the Meckel's diverticulum. Ectopic pancreatic tissue was contiguous to the tumor, and immunostaining findings led to a diagnosis of Meckel's diverticular adenocarcinoma arising in ectopic pancreatic tissues.

[1]Division of Gastroenterology and Nephrology, Faculty of Medicine, Tottori University, Yonago, Japan.
[2]Department of Gastroenterology, Saiseikai Sakaiminato Hospital, Sakaiminato, Japan.
[3]Division of Gastrointestinal and Pediatric Surgery, Faculty of Medicine, Tottori University, Yonago, Japan.
[4]Division of Pathology, Faculty of Medicine, Tottori University, Yonago, Japan.

早期胃癌研讨会病例

呈两级隆起的
十二指肠神经内分泌肿瘤（NET G2）1例

和田 将史 [1-2]　　隅田 赖信　　　原田 直彦

秋吉 遥子　　　　藤井 宏行　　　井星 阳一郎

中牟田 诚　　　　桃崎 征也 [2-3]　松浦 秀司 [2,4]

伊原 荣吉 [5]

早期胃癌研究会病例（2017 年 9 月份）
[1] 国立病院機構九州医療センター消化器内
　　科　〒810-8563 福冈市中央区地行浜 1 丁
　　目 8-1　E-mail：wada1480@gmail.com
[2] 同　临床研究センター
[3] 同　病理诊断科
[4] 同　放射線科
[5] 九州大学大学院医学研究院消化器代谢学

摘要●患者70多岁，女性。由于在附近医院检查被指出有十二指肠病变，所以被转诊到笔者科室就诊。在十二指肠镜检查中，发现在十二指肠球部后壁有长径20 mm大小、呈两级隆起的黏膜下肿瘤样隆起型病变，在上部形成了宽而浅的溃疡。通过对溃疡进行活检，诊断为神经内分泌肿瘤（NET），施行了十二指肠部分切除术和淋巴结清扫。切除标本的组织病理学表现为：NET G2，pT3（SS），ly0，v1，见有淋巴结转移。本病例为上皮缺损，进而肿瘤本身露出于表层，且呈两级隆起的病例。

关键词　　十二指肠　神经内分泌肿瘤　NET　类癌

前言

在 WHO 分类中，消化道神经内分泌肿瘤（neuroendocrine tumor，NET）根据核分裂像和 Ki-67 标记指数被分为 NET G1、NET G2 和 NET G3 这 3 类。这次笔者等经治了 1 例呈两级隆起的十二指肠 NET G2 病例，因此对此进行报道。

病例

患者：70 多岁，女性。

主诉：无须特别记录的事项。

现病史：在附近医院以腹部胀满感就诊施行的上消化道内镜检查（esophagogastroduodenoscopy，EGD）中，被指出在十二指肠球部有病变，为了详细检查，被介绍到笔者科室就诊。

既往史：有慢性丙型肝炎。

家族史和生活史：无须特别记录的事项。

初诊时体征、血液生化学表现：无须特别记录的事项。

上消化道 X 线造影表现　在十二指肠球部后壁见有长径 20 mm 大小的黏膜下肿瘤（submucosal tumor，SMT）样隆起，其内部有薄层的钡滞留，提示形成了浅凹陷。在凹陷内见有急剧隆起的、较高的、长径 10 mm 大小的结节状隆起，形成了两级隆起（**图1**）。

  内镜表现 在十二指肠球部后壁见有长径20 mm大小的SMT样隆起，隆起上部形成宽而不规则的浅溃疡（**图2a**）。此外，在溃疡内还伴有发红、陡峭的结节状隆起，呈两级隆起（**图2b**）。

  另一方面，在窄带成像（narrow band imaging，NBI）联合放大内镜观察中，溃疡边缘的黏膜无异常血管和不规则的腺管结构，被正常的十二指肠黏膜所覆盖（**图3a、b**）。在

溃疡的底部有扩张的血管和部分残存的腺管结构（**图3c**）。在两级隆起的顶部，表层的腺管结构消失，未发现异常血管（**图3d**）。从溃疡边缘部取材进行了活检。

  活检标本的组织病理学表现 在从溃疡边缘部采取的活检组织中发现具有嗜酸性内分泌颗粒的类圆形肿瘤细胞，免疫组织化学表现为：嗜铬粒蛋白A（chromogranin A）阳性，突触囊泡蛋白（synaptophysin）阳性，诊断为NET。

  增强CT表现 在胰头部背侧发现长径

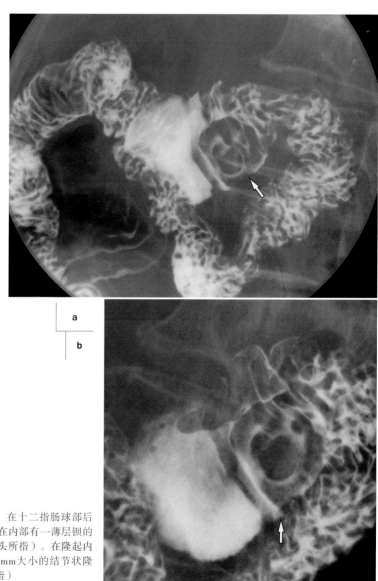

图1 十二指肠X线造影像。背卧位。在十二指肠球部后壁发现长径20 mm大小的SMT样隆起，在内部有一薄层钡的滞留，提示形成了浅凹陷（**a**，黄色箭头所指）。在隆起内部的凹陷内见有陡峭而较高的长径10 mm大小的结节状隆起，形成了两级隆起（**b**，黄色箭头所指）

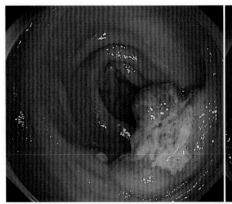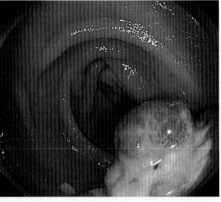

a | b

图2 EGD像（白光）

a 在十二指肠球部后壁有长径20 mm大小的SMT样隆起，在其顶部见有浅溃疡，在溃疡内见有结节状隆起，呈两级隆起。

b 两级隆起的顶部腺管结构消失，在溃疡边缘未见明显的不规则黏膜。

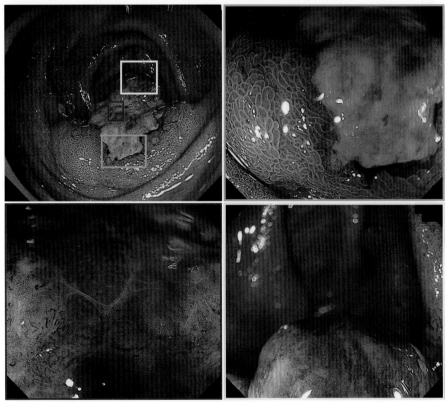

a | b
c | d

图3 NBI放大像

a、b、d 在两级隆起的顶部和溃疡边缘未见异常血管和不规则的黏膜。b是a的蓝框部放大像，d是a的黄框部放大像。

c a的红框部放大像。在溃疡面上虽然扩张的血管不清晰，但见有腺管结构稍残存的部分。

30 mm 大小的肿大的淋巴结，怀疑是转移。

增强MRI表现 在扩散增强图像中，在肝脏 S6 段见有长径 7 mm 大小的高信号区，怀疑肝转移。

术前诊断为伴有淋巴结转移和肝转移的十二指肠 NET。考虑到年龄因素，施行了十二指肠部分切除和淋巴结清扫，并追加了肝微波消融术。

切除标本的肉眼表现（固定后） 十二指肠病变为 18 mm×11 mm 大小，呈 SMT 样隆起，在上部形成宽而浅的溃疡。在溃疡内伴有 8 mm×6 mm 大小的结节状隆起（图 4）。

切除标本的组织病理学表现 溃疡部的表层被肉芽组织所覆盖，并伴有炎症性细胞浸润和成纤维细胞（图 5a、b）。通过结蛋白（desmin）染色未能确认黏膜肌层，缺乏覆盖上皮，肿瘤露出（图 6a）。在深部具有类圆形核的肿瘤细胞呈充实性胞巢状、管状增生，虽然一直达到浆膜，但没有露出到浆膜外（图 5a、图 6a）。在上一级隆起部形成小胞巢（图 5c），而在下一级隆起部形成稍大的胞巢（图 5d）。核分裂像被观察到 15/10 高倍视野（high power field，HPF）左右（图 5e）。在免疫组织化学染色中，嗜铬粒蛋白 A 和突触囊泡蛋白呈阳性（图 6b、c）。在 D2-40 染色中未见淋巴管浸润，但在弹性纤维染色（Elastica-van Gieson staining，EVG staining）中发现静脉浸润（图 6d）。Ki-67 标记指数为 10%（图 6e）。上一级隆起部分的 Ki-67 标记指数为 10%，而下一级隆起部分为 6%。根据以上表现诊断为：WHO 分类 NET G2，浸润深度 SS、ly0、v1。肿瘤细胞呈胞巢状或管状增生，曾在我的分类中被认为相当于 A + C 型。在清扫标本的切片 6 和切片 12 上，发现在 B2 淋巴结有转移，UICC 病期分类为 T3N1M1、Ⅳ 期。

作为术后的追加治疗，开始使用生长抑素类似物制剂，但半年后出现了新的肝转移灶。虽然施行了各种化学疗法（舒尼替尼、氟尿嘧啶 + 顺铂联合疗法），但在切除 36 个月后患者去世了。

讨论

根据 Ito 等进行的流行病学调查，消化道 NET 的发病率为每 10 万人中 3.45 人，发生部位最多为直肠（55.7%），其次是十二指肠（16.7%）。由于消化道 NET 的发生起源是黏膜深层的内分泌细胞，早期会向黏膜下浸润，呈现 SMT 样的形态。

森山等报道了十二指肠类癌 21 例 22 个病变的临床病理学特征。根据该报道，22 例中有 20 例（90.9%）为广基性隆起，瘤径（中位数）为 2～15（6）mm。另外，22 例中有 12 例（54.5%）可以观察到顶部的凹陷。根据横井等对十二指肠类癌 18 个病变的统计，瘤径（中位数）为 5～26（7）mm，在 8 例（44.4%）中可以观察到顶部的凹陷。根据浅海等对 18 个病变的报道，当瘤径超过 15 mm 时，糜烂、溃疡的出现率变高。

通过《医学中央杂志》数据库检索 2002—2020 年的非乳头部十二指肠 NET 或类癌时，并没有像本病例这样呈两级隆起的病例报道。名仓等虽然报道了与本病例同样因肿瘤的露出而呈现特殊形态的直肠类癌病例，但没有呈现两级隆起。

在本病例中，作为肿瘤露出的经过，推测是由于伴随肿瘤增大的挤压，血流不畅的被覆黏膜发生坏死而脱落。

关于本病例的组织病理学表现，当分析两级隆起的成因时，在上一级隆起部和下一级隆起部，细胞形态和恶性度方面未见大的差异。从组织结构的角度来看，虽然形成的胞巢大小不同，但一般来说，在消化道 NET 中，即使同一病变内也会呈现出丰富多彩的组织结构表现，因此很难认为这是形成两级隆起的成因。当考虑肿瘤的增殖过程时，在下一级隆起局部向上发育的同时，相同部位的非肿瘤性黏膜脱落，其再生过程中产生的肉芽组织覆盖结节状隆起，认为有可能对上一级隆起的高度进行了修饰。虽然也有人推测，十二指肠这一被暴露在各种消化液下的环境可能对肿瘤增殖和组织修复产生影响，但目前尚未找到相关根据。

结语

笔者等经治了 1 例呈两级隆起这一特征性形态的十二指肠 NET。仅根据本病例很难确定其特征性形态的成因，期待进一步病例的积累。

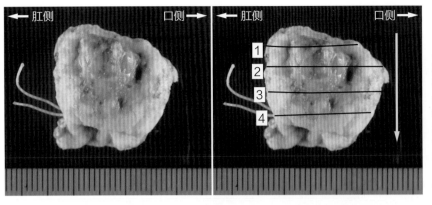

a | b

图4 切除标本的肉眼观察像（固定后）

a 瘤径18 mm × 11 mm。SMT样隆起，在上部形成宽而浅的溃疡。在溃疡内伴有8 mm × 6 mm的结节状隆起。

b 切出后。沿黄色箭头所指的方向制作薄切片。

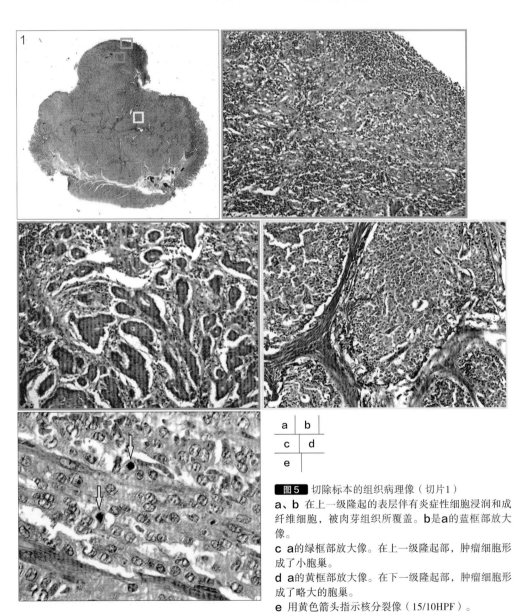

a | b
c | d
e |

图5 切除标本的组织病理像（切片1）

a、b 在上一级隆起的表层伴有炎症性细胞浸润和成纤维细胞，被肉芽组织所覆盖。b是a的蓝框部放大像。

c a的绿框部放大像。在上一级隆起部，肿瘤细胞形成了小胞巢。

d a的黄框部放大像。在下一级隆起部，肿瘤细胞形成了略大的胞巢。

e 用黄色箭头指示核分裂像（15/10HPF）。

	a	
b		c
d		e

图6 免疫组织化学染色像（desmin染色）
a 结蛋白（desmin）染色（切片3）。在肿瘤表层无黏膜肌层的残存，正常的表面结构消失。
b 嗜铬粒蛋白A（chromogranin A）染色像。
c 突触囊泡蛋白（synaptophysin）染色像。
d 弹性纤维染色（EVG staining）像。
e Ki-67抗体染色像。Ki-67标记指数为10%。

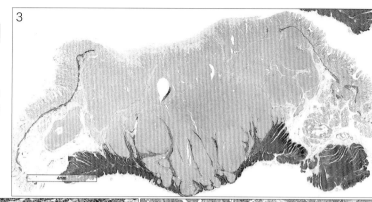

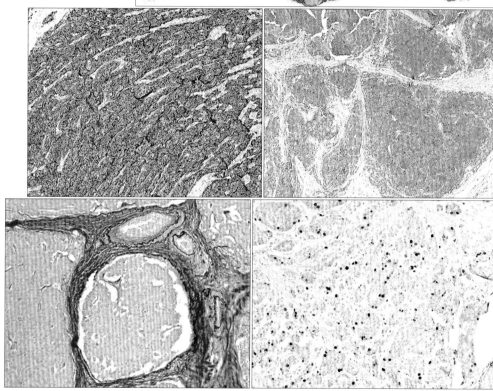

参考文献

[1]日本神経内分泌腫瘍研究会（JNETS）膵・消化管神経内分泌腫瘍診療ガイドライン第2版作成委員会（編）．膵・消化管神経内分泌腫瘍（NEN）診療ガイドライン，第2版．金原出版，pp 43-44, 2019.

[2]Soga J, Tazawa K. Pathologic analysis of carcinoids. Histologic reevaluation of 62 cases. Cancer 28: 990-998, 1971.

[3]Ito T, Sasano H, Tanaka M, et al. Epidemiological study of gastroenteropancreatic neuroendocrine tumors in Japan. J Gastroenterol 45: 234-243, 2010.

[4]森山智彦，江崎幹宏，綾部俊一郎，他．十二指腸・小腸内分泌細胞腫瘍（カルチノイド）の臨床病理学的特徴．胃と腸 48: 993-1003, 2013.

[5]横井千寿，後藤田卓志，下田忠和，他．消化管カルチノイドの診断と治療—十二指腸・小腸．胃と腸 39: 583-591, 2004.

[6]浅海吉傑，海崎泰治，細川治，他．十二指腸カルチノイド—治療方針について．胃と腸 46: 1626-1633, 2011.

[7]名倉一夫，冨田栄一，杉山明彦，他．腫瘍の露出により特異な形態を呈した直腸カルチノイドの1例．胃と腸 36: 1209-1216, 2001.

[8]笠島敦子，笹野公伸．膵・消化管内分泌腫瘍の病理組織像と最近の話題．日内分泌・甲状腺外会誌 31: 284-289, 2014.

Summary

Duodenal Neuroendocrine Tumor Presenting a Double-elevated Lesion, Report of a Case

Masafumi Wada[1-2], Yorinobu Sumida,
Naohiko Harada, Yoko Akiyoshi,
Hiroyuki Fujii, Yoichiro Iboshi,
Makoto Nakamuta, Seiya Momosaki[2-3],
Shuji Matsuura[2,4], Eikichi Ihara[5]

A woman in her 70s was referred to our hospital for further examination of her duodenal tumor. Upper gastrointestinal radiography and esophagogastroduodenoscopy revealed a double-elevated submucosal tumor-like lesion in the duodenal bulb. Duodenectomy with lymph node dissection was performed; histological findings revealed a duodenal neuroendocrine tumor（G2）, invading the subserosal layer with lymph nodes metastasis. Interestingly, the tumor had a double-elevated appearance ; moreover, the tumor nodule appeared on the surface with normal epithelial layer defect.

[1]Department of Gastroenterology, National Hospital Organization Kyushu Medical Center, Fukuoka, Japan.

[2]Clinical Research Institute, National Hospital Organization Kyushu Medical Center, Fukuoka, Japan.

[3]Department of Pathology, National Hospital Organization Kyushu Medical Center, Fukuoka, Japan.

[4]Department of Radiology, National Hospital Organization Kyushu Medical Center, Fukuoka, Japan.

[5]Department of Gastroenterology and Metabolism, Graduated School of Medical Sciences, Kyushu University, Fukuoka, Japan.

病理概评	藤原 美奈子　九州医療センター病理診断科

本病例为呈两级隆起的十二指肠神经内分泌肿瘤。在组织病理学上令人感兴趣的是特异性的肉眼形态，以及包括转移在内的预后不良的经过这两点。

首先，关于肉眼形态，原本消化道 NET 在组织病理学上被认为是存在于黏膜深层的神经内分泌细胞呈肿瘤性增殖的肿瘤，肿瘤向黏膜固有层～黏膜下层及更深的部位浸润、增殖下去。多数病变覆盖非肿瘤性黏膜，很少像本病例这样露出于肿瘤表面。在组织病理学上，NET 与癌不同，由附属于肿瘤实质的成纤维细胞的增生所构成的纤维性间质反应较少，肿瘤细胞形成大小不一的胞巢，呈挤压周围组织的排挤性增殖。在本病例中，在病变边缘，肿瘤组织也是在非肿瘤性黏膜正下方排挤性增殖，形成由平缓增高的 SMT 样隆起构成的第一级（下一级）隆起。但是，推测本来被认为是黏膜覆盖着的病变中央部分形成溃疡，肿瘤露出，在其表面形成肉芽组织，肉芽组织也在露出的肿瘤组织中进展，恰好就成了好像第二级隆起是由肿瘤形成样的形态。

其次，关于预后不良的临床经过，原冈和岩下，以及岩渊等许多日本的消化道病理医生报道，瘤径 10 mm 以上、浸润深度、脉管浸润的有无是 NET 的预后不良因素。但是，在最近的 WHO 分类中，与胰腺的内分泌肿瘤一样，在通过核分裂像的数量和 Ki-67 标记率来评估十二指肠神经内分泌肿瘤的恶性度之后，在日本往往易于着眼于 Ki-67 标记率，但是本病例告诉我们，即使 NET，也需要与癌一样关注浸润深度和脉管浸润。希望大家留意，像本病例这样，NET 即使看起来肿瘤细胞的异型度和细胞活性不高，也有时与癌一样呈不良的预后。

参考文献

[1]原冈诚司, 岩下明德. 消化管内分泌细胞腫瘍の病理学的特徴—下部消化管（小腸・大腸）を中心に. 胃と腸　48: 971-980, 2013.

[2]岩渊三哉, 多田美智子, 本間陽奈, 他. 消化管内分泌细胞腫瘍（カルチノイド腫瘍）—回腸多発性カルチノイド腫瘍2症例の病理学的検討. 胃と腸 48: 1393-1408, 2013.

早期胃癌研讨会病例

源于在乙状结肠发现的呈特殊形态的Peutz–Jeghers 型息肉的腺瘤内癌 1 例

万 春花 [1]　　　松下 弘雄　　　吉川 健二郎

田中 义人　　　加藤 文一朗　　　田口 爱弓

高木 亮　　　桥本 大志　　　山崎 晃汰

东海林 琢男 [2]　　　榎本 克彦

早期胃癌研究会病例（2019 年 9 月份）
[1] 秋田赤十字病院消化器病センター
〒 010–1495 秋田市上北手猿田字苗代沢
222–1　E–mail：hyorozu2@gmail.com
[2] 同　病理診断科

摘要● 患者为40多岁的男性。在乙状结肠发现发红的35 mm大小的有蒂性病变，在蒂部伴有SMT样隆起。在放大观察中发现发红部位有非肿瘤性腺管区域和肿瘤性腺管区域混杂在一起，在一部分见有不规则的腺管。虽然难以用一种原因来解释，但认为有腺瘤癌变及黏膜下浸润或黏膜下假浸润的可能性。判断可以在内镜下切除，以诊断性治疗为目的通过EMR进行了整块切除。病理诊断为：源于Peutz–Jeghers型息肉的腺瘤内癌（adenocarcinoma in adenoma arising in Peutz–Jeghers type polyp），伴有黏液湖形成的黏膜下假浸润。

关键词　Peutz-Jeghers 型息肉　黏膜下假浸润　腺瘤内癌　玫瑰花样征　黏液湖

前言

据知 Peutz–Jeghers 综合征（Peutz–Jeghers syndrome，PJS）具有家族史和皮肤色素沉着等临床表现，呈特征性的组织病理学表现的错构瘤性息肉多发。另一方面，也有时可以观察到不伴有上述的临床表现，呈现与 PJS 型息肉类似的组织病理学表现的息肉孤发的情况，另称为 PJ（Peutz–Jeghers）型息肉以进行区别。近年来，伴随着结肠镜检查所带来的诊断学水平的提高和病理诊断学的变化，也开始有了关于 PJ 型息肉的肿瘤化、癌变病例的报道。

此次，因为笔者等经治了 1 例有蒂 PJ 型息肉，且在蒂部呈现具有黏膜下肿瘤（submucosal tumor，SMT）样隆起的特殊形态的腺瘤内癌并存病例，所以在此进行报道。

病例

患者：40 多岁，男性。

主诉：无（便潜血阳性）。

既往史：无特别记录事项。

家族史：母亲曾患妇科癌（详情不明）。

现病史：在检诊中发现便潜血呈阳性，在其他医院施行了下消化道内镜检查，发现在乙状结肠有病变，为了详细检查和治疗，被介绍到笔者医院就诊。

住院时体征：身高 175 cm，体重 82 kg，包括口唇、皮肤的色素沉着，无应特别记录的表现。

血液生化检查结果：未见贫血，无其他应特别记录的表现。

灌肠X线造影表现 在乙状结肠见有30 mm大小、中央部缩窄的细长哑铃状的隆起型病变。在末梢侧膨隆部的边缘有钡潴留起毛，提示有颗粒状的表面结构（**图1a、b**）。另一方面，基部侧膨隆部的边缘边界比较清晰，判断表面平滑（**图1c、d**），未见隆起与周围之间的边界，提示可能末梢侧的膨隆部为上皮性，基部侧的膨隆部为SMT样，由这两种成分构成。通过体位变换，病变容易移动，可动性良好（**图1**）。

下消化道内镜表现 在乙状结肠远端发现有35 mm大小的有蒂性病变。病变的头部明显发红，在蒂部见有紧胀感的球状的SMT样膨隆，该膨隆有弹性而较硬，病变整体可动性非常好（**图2a～e**）。在病变的蒂部，可以观察到类圆形的、开口部一样的花蕾样小隆起孤立存在，散见有数个（**图2f、g**）。

在窄带成像（narrow band imaging，NBI）放大观察中，病变头部发红部的大部分为日本NBI专家组（the Japan NBI Expert Team，JNET）分期2A型，在发红部的一部分具有边界的凹陷区域，被认为是JNET分期2B型（**图3a～c，图4a～c**）。

在靛胭脂色素染色及结晶紫染色的放大观察中，在发红部有可以观察到管状、脑回状、大而圆形的多种腺管的部分（III_L、IV、I型pit，**图3d，图4d，图5a～c**），在与周围

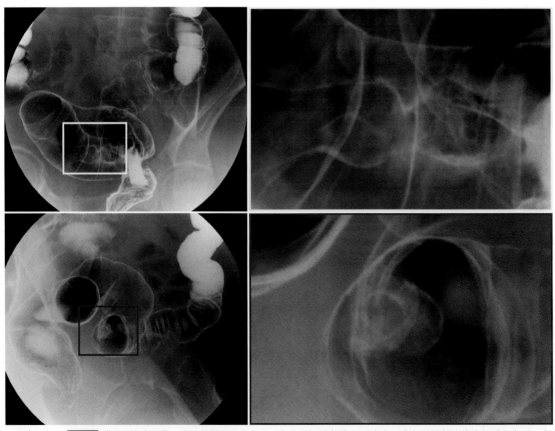

a	b
c	d

图1 灌肠X线造影像。在乙状结肠见有30 mm大小的哑铃状隆起型病变。隆起的顶部边缘有钡潴留起毛，提示颗粒状的表面结构。基部的边缘边界比较清楚，判断表面平滑。未见肠壁变形，在体位变换中可动性良好。b是a的黄框部放大像。d是c的红框部放大像

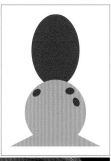

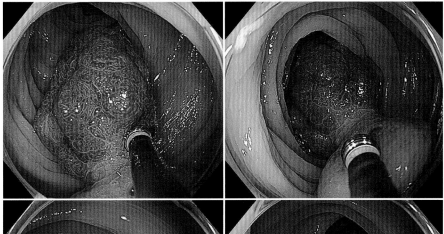

	a
b	c
d	e
f	g

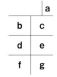

图2 内镜像（整体像）

a 病变的图式。

b 病变的发红部。

c ~ e 蒂部。可见有弹性而较硬、可动性良好的球状膨隆部。

e 病变基部为广基性，病变为有蒂性病变。

f、g 在发红部和蒂部的过渡部可以观察到岛状的发红。

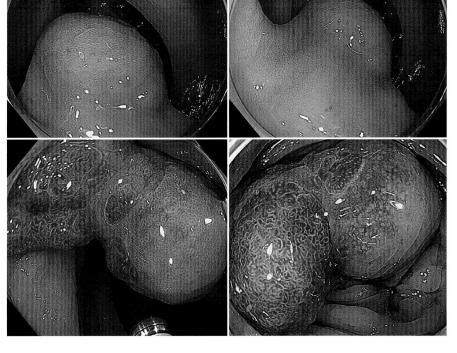

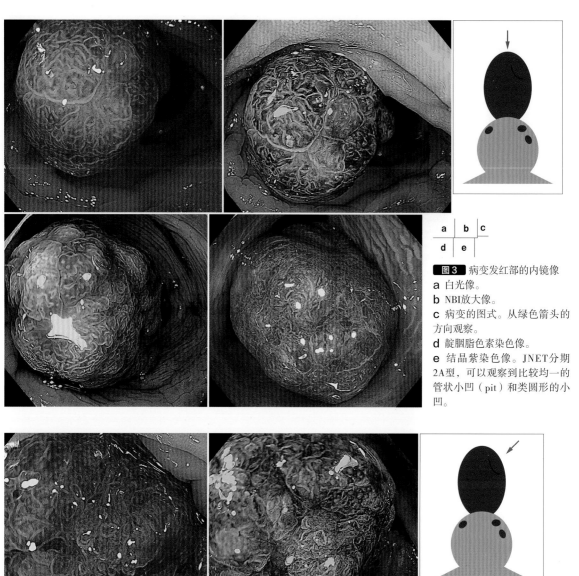

图3 病变发红部的内镜像
a 白光像。
b NBI放大像。
c 病变的图式。从绿色箭头的方向观察。
d 靛胭脂色素染色像。
e 结晶紫染色像。JNET分期2A型，可以观察到比较均一的管状小凹（pit）和类圆形的小凹。

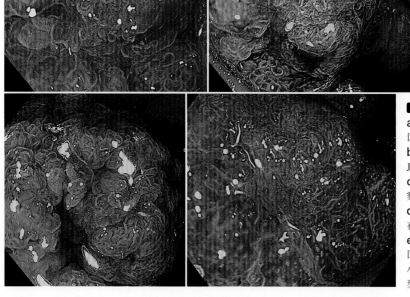

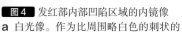

图4 发红部内部凹陷区域的内镜像
a 白光像。作为比周围略白色的刺状的区域被观察到。
b NBI放大像。边界变得清晰，认为是JNET分期2B型。
c 病变的图式。从绿色箭头的方向观察。
d 靛胭脂色素染色像。由于染色液潴留在凹陷处，很难辨识表面结构。
e 结晶紫染色像。有与周围有边界的凹陷区域，与周围相比小凹（pit）较细小，方向不一致，大小不一。认为是V_I型不规则。

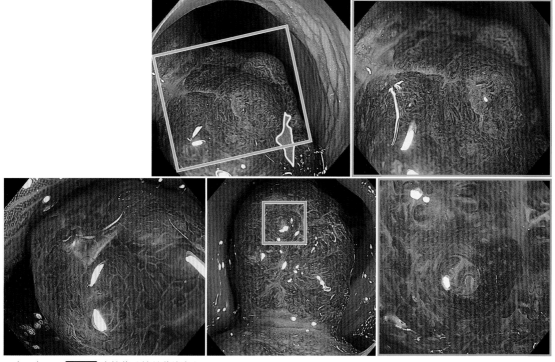

图5 内镜像（结晶紫染色）

a 非放大像。在凹陷区域（黄色围网部）的周围见有管状的小凹模式（pit pattern）。

b a的蓝框部放大像。感觉管状pit大小不一和方向紊乱。

c 在其他部位还可以看到类似脑回状的pit。

d 非放大像。在发红部侧面的一部分，在绿框部分可以看到玫瑰样的花纹。

e d的绿框部分放大像。玫瑰花样征。错构瘤的特征性表现。在周围可以观察到圆形pit。

有边界的凹陷区域内，见有细而密集、方向不一致且宽度不一的腺管结构（V_1型轻度不规则，**图3e，图4e**）。另外，在一部分见有圆形的腺管，以及在普通的腺瘤中未见的圆窗样结构和内部的玫瑰花瓣样的漩涡状表现（**图5d、e**）。

根据以上的表现，提示非肿瘤性成分和肿瘤性成分的表面结构混杂在一起，难以诊断。但是，因为在一部分见有怀疑为存在癌的表面结构不规则的区域，判断很有可能是从腺瘤部分癌变的病变。另外，该病变蒂部的膨隆部为癌时，不能否定黏膜下浸润的可能性，但由于可动性良好，从形状上考虑，囊状黏液潴留样的黏膜下假浸润的可能性较高。根据上述表现，尽管不确定，但首先怀疑是腺瘤癌变，以诊断性治疗为目的施行了内镜下黏膜切除术

（endoscopic mucosal resection，EMR）。

肉眼表现及剖面表现（图6a～f） 病变直径为38 mm×25 mm，肉眼分型为0-Ⅰp，沿长轴方向进行了切割。从剖面的表现看，与发红部一致的部位是充实成分，在球状部分见有许多大小不同的囊肿。

组织病理学表现 在发红部表层的约一半区域见有管状绒毛腺管的表现。另外，在该腺瘤的一部分见有伴有核异型的由愈合腺管构成的腺癌（相当于tub2）的表现，浸润深度停留在黏膜内（**图7b、c**）。在p53免疫组织化学染色中，与表层部相当于tub2的腺管一致，发现p53蛋白的过表达，在周围的腺瘤中未发现p53蛋白的过表达（**图7a、d**）。

在与发红部一致的部位见有腺上皮的过度

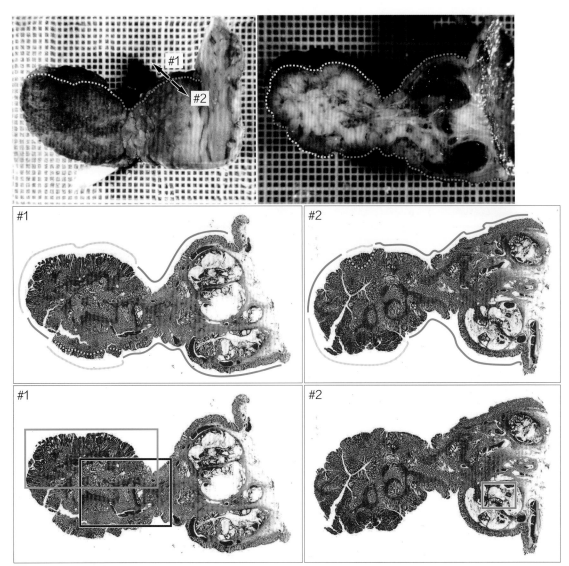

図6

a	b
c	d
e	f

a 实体显微镜像。虚线是设想的切割线。

b 实体显微镜下的剖面。对照组织病理像，在表面用虚线将一致的部分分别用不同颜色区分。

c、d 实体显微镜像（HE染色）。用黄线表示的区域是肿瘤，用绿线表示的区域是非肿瘤。肿瘤和非肿瘤混杂在一起。

e 发红部的内部结构是错综复杂的黏膜肌层的树枝状增生，以及非肿瘤性腺管及纤维成分的过度增生，与PJ型息肉不矛盾。

f 蒂部的球状膨隆为假浸润于黏膜下的很多黏液湖，由非肿瘤性的上皮衬在里面。

增生和黏膜肌层的树枝状增生，为与PJ型息肉不矛盾的表现（**图8**）。

关于病变的蒂部，在黏膜下发现多个囊肿状扩张的腺管，呈黏液湖样的表现。沿着呈desmin免疫组织化学染色阳性的树枝状黏膜肌层的内翻性黏膜由非肿瘤性腺管构成。在蒂部的黏液湖内未发现异型细胞的浮游表现，为与非肿瘤性腺管黏膜下假浸润不矛盾的表现（**图9**）。

病理诊断结果为：S，0-Ip，

图7 腺瘤内癌的组织病理像

a 切片1的desmin免疫组织化学染色实体显微镜像。

b 图6e的蓝框部放大像。见有管状腺瘤的表现（橙色线所示），在其中一部分见有明显高度低一级的区域（绿色线所示）。

c b的橙框部放大像。在管状腺瘤内部的一部分见有由伴核异型的愈合腺管构成的相当于腺癌（tub2）的表现（绿色线所示）。腺癌的浸润深度停留在黏膜内。诊断为：腺瘤内癌（adenocarcinoma in adenoma），tub2，pTis，Ly0，V0，pHM0，pVM0。

d p53免疫组织化学染色像。与c的绿色线所示的部位一致，可以观察到p53蛋白的过表达。

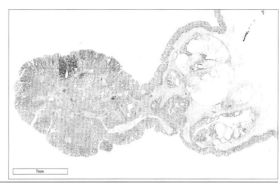

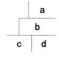

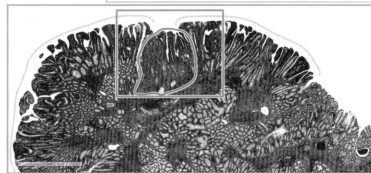

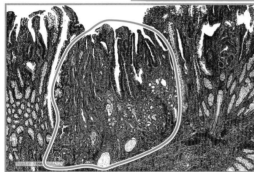
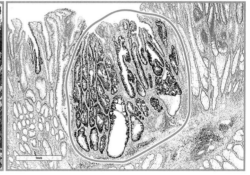

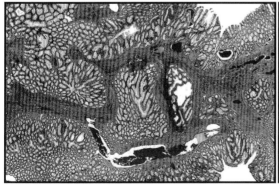
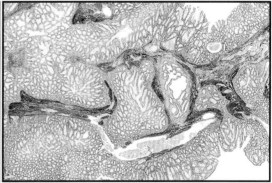

图8 错构瘤的组织病理像

a 图6e的紫框部放大像。

b desmin免疫组织化学染色像。可以确认错综的平滑肌。

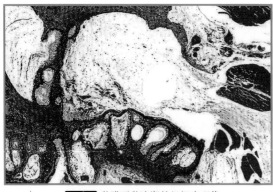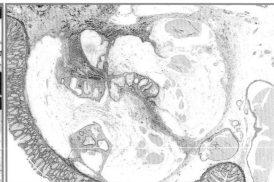

图9 黏膜下黏液湖的组织病理像
a 图6f的绿框部放大像。未见核异常和结构异常。
b p53免疫组织化学染色像。衬里的上皮未被染色。

18 mm × 14 mm × 31 mm, adenocarcinoma（tub2）in tubular adenoma, arising in Peutz-Jeghers type polyp, pTis, Ly0, V0, pHM0, pVM0。

讨论

PJ型息肉是由黏膜肌层的树枝状分支和与之相伴的增生性腺管的增生所构成的非肿瘤性的错构瘤性息肉。在内镜中可观察到Ⅱ型、ⅢL型、Ⅳ型等多种小凹模式（pit pattern）。在这样丰富多彩的结构中，作为PJ型息肉的特征性的表面结构，在笔者医院着眼于观察沟槽呈圆形走行，看起来像指尖样的指状征（fingertip like sign）；以玫瑰花样的弧状向中央结构变细的玫瑰花样征（rose like sign）；火山口样凹陷的火山口样征（caldera like sign）。这些表现被认为是由于支持腺管的黏膜肌层的树枝状增生，看到腺管内翻的表现。据推测，作为表面结构，被衬里的间质所包围，在其内部的盆状部分看到腺管。

本病例区域性存在肿瘤性腺管。另一方面，因为存在在通常型的腺瘤中观察不到的表面结构，以及发红部和蒂部的边界有不清晰的部分，也见有作为肿瘤性病变有矛盾的区域。还有，因为在发红部的一部分观察到特征性的玫瑰花样征，也提示有可能是PJ型息肉。此次，由于这种丰富多彩的表面结构，虽然在治疗前的阶段未能对本病变的表现进行整理，并做出适当的内镜诊断，但根据组织病理学表现，在小凹模式（pit pattern）比较有统一感的区域是腺瘤，辨识为凹陷的区域是中分化型腺癌，而判断为非肿瘤腺管的区域实际上是非肿瘤的组织学表现，根据各区域的内镜表现所进行的组织学推测是合理的。在本病例中应该反省的地方是，虽然也辨识出PJ型息肉的表现，但是没能做出是由PJ型息肉一元性的肿瘤化、癌变的病变这一内镜诊断。重要的是应该把在一个病变中存在非肿瘤性成分和肿瘤性成分混在一起的病变的事情经常放在心上，一边考虑那个病变的发育过程一边进行诊断。

作为PJ型息肉的组织学特征，是增生腺管形成许多小区域而增殖。由于这种多个小区域增生灶把黏膜肌层压迫向下方，相邻的小区域增生灶的黏膜肌层内翻，容易向黏膜下侵入。因此，由于到达黏膜下的小区域增生灶的增殖，高概率可以观察到黏膜下假浸润的表现。另外，这次还观察到了SMT样的球状隆起。虽然可以用在组织学上发生了黏膜下假浸润引起的黏液潴留来说明，但像这次的病例这样呈球状膨隆程度的肉眼表现很罕见。

关于PJS型息肉的肿瘤化，文献报道了错构瘤—腺瘤—癌顺序（hamartoma -adenoma-carcinoma sequence）的致癌途径。作为其致病基因，有报道称，获得名为 *LKB1/STK11* 这一抑癌基因的杂合性缺失（loss of heterogeneity）是导致肿瘤化的主要原因，但癌变的因素尚不清楚。另外，关于孤发性 PJ 型息肉肿瘤化的发生过程的研究，在能够检索到的范围内未见相关报道。由于病例还很少，鉴于这种现状，笔者认为，作为内镜医生的任务，重要的是对 PJ 型息肉的内镜像的辨识，积极地怀疑，进行考虑到肿瘤性变化可能性的观察，努力提高诊断水平，把研究进行下去。

结语

本病例是合并腺瘤癌变的 PJ 型息肉病例，腺瘤内癌因黏膜下假浸润而呈现极少见的形态；也是非肿瘤腺管和肿瘤腺管并存的病例。笔者认为，重要的是认识到有这次这样的非肿瘤性病变和肿瘤性病变混杂在一起的情况，在此基础上进行内镜诊疗。

参考文献

[1]Arima S, Kunimura T, Matsuo K, et al. Solitary Peutz-Jeghers type colorectal polyp with harmartoma-adenoma-carcinoma sequence in a non-Peutz-Jeghers syndrome patient. Showa Univ J Med Sci 22: 69-72, 2010.

[2]菅井有，中村眞一. 高分化腺癌を合併した大腸過誤腫性ポリープの1例. 病理と臨 22: 636-637, 2004.

[3]加藤文一朗，松下弘雄，東海林琢男，他. Peutz-Jeghers 型ポリープ. 消内視鏡 32: 80-81, 2020.

[4]渡辺英伸，味岡洋一，西倉健，他. 消化管ポリポーシスの病理. 胃と腸 35: 293-300, 2000.

[5]Wang ZJ, Ellis I, Zauber P, et al. Allelic Imbalance at the LKB1（STK11）locus in tumours from patients with Peutz-Jeghers' syndrome provides evidence for a hamartoma-（adenoma）-carcinoma sequence. J Pathol 188: 9-13, 1999.

Summary

Peutz-Jeghers Type Polyp with Submucosal Tumor-like Ridge and Carcinoma within Adenoma in the Sigmoid Colon, Report of a Case

Haruka Yorozu[1], Hiro-o Matsushita,
Kenjiro Yoshikawa, Yoshihito Tanaka,
Bunichiro Kato, Ayumi Taguchi,
Ryo Takagi, Hiroshi Hashimoto,
Kota Yamazaki, Takuo Tokairin[2],
Katsuhiko Enomoto

We present the case of a man in his 40s, who had undergone colonoscopy for the evaluation of a colon polyp. A 35-mm pedunculated polyp with a reddish head was located at the proximal sigmoid colon. The stalk was swollen to form a submucosal tumor-like ridge. The magnified views of colonoscopy revealed several components ; some areas with a round pit pattern were suspected as non-neoplastic areas and some areas with a mixture of straight and branched pit patterns with an irregular pit pattern within were suspected as neoplastic regions. A submucosal tumor-like ridge on the stalk may represent cancer invasion or pseudoinvasion. It was difficult to establish a clinical diagnosis ; however, as a whole, we suspected that the polyp was a carcinoma in adenoma and judged that endoscopic resection was possible. En bloc endoscopic mucosal resection was performed. The pathological diagnosis was adenocarcinoma in adenoma arising in a Peutz-Jeghers-type polyp and pseudoinvasion with marked mucus retention within the inverted non-neoplastic endothelium.

[1]Digestive Disease Center, Akita Red Cross Hospital, Akita, Japan.
[2]Department of Pathology, Akita Red Cross Hospital, Akita, Japan.

编辑后记

藏原 晃一　松山赤十字病院胃腸センター

随着胶囊内镜和气囊内镜的普及，小肠疾病的诊断能力得到了飞跃性的提高，许多疾病的病理机制的阐明正在取得进展。另一方面，关于原发性小肠癌（空肠癌、回肠癌），除了很罕见外，而且多数是以狭窄症状和肿瘤转移、播种就诊，在晚期状态下被诊断的病例，阐明其发生、发育进展的机制是当务之急。近年来，在大肠癌研究会立项了"小肠恶性肿瘤项目研究（委员长：田中信治）"，汇集了日本多个临床研究医院的原发性小肠癌病例，在查明其实际情况的同时，正在进行小肠癌处置规则的制定。

本书以"原发性小肠癌的全貌观察"为主题，由田中信治、伴慎一和本人共同策划。搜集目前关于"原发性小肠癌"的最新知识，阐明其临床特征。

首先，在田中医生所作的序中，记载了关于原发性小肠癌的诊疗、研究的现状和本书策划的内容。希望大家在一读之后继续读下面的主题论文。

在主题栏目下关根医生的论文中，以综述形式总结了关于原发性小肠癌的组织病理学特征和分子生物学特征的最新知识。空肠癌和回肠癌在组织病理学上是以管状腺癌为主体，但根据免疫组织化学表现，显示组织学分型和异型度与黏液表型之间有相关性。从分子生物学角度来看，因为 APC 基因突变率低，提示了与大肠癌不同的致癌过程。该论文对思考小肠癌的发生过程方面富于启示。

在川崎医生的论文中，基于其所经治病例，以小肠 X 线造影表现为中心，总结了原发性小肠癌的临床特征。论文中记载，施行小肠 X 线造影检查的 17 例被分为环状溃疡型 14 例和隆起型 3 例，呈环状溃疡型的 14 例全部见有餐巾环征（napkin-ring sign）、口侧肠管的扩张表现和悬垂缘（overhanging edge）这 3 种表现。对进展程度和预后也进行了研究，也谈到了在晚期状态下被发现的情况较多的现状和存在的问题。

在壶井医生的论文中，以内镜表现为中心，研究了原发性小肠癌 27 个病变的临床病理学特征。得到了 27 个病变中的 21 个病变（78%）位于空肠，27 个病变中的 4 个病变（15%）是早期癌（4 个病变都是 M 癌）等令人感兴趣的结果。内容反映了胶囊内镜和气囊内镜的普及，所展示的早期癌病例的内镜图像尤其令人感兴趣。

在渡边医生的论文中研究了原发性小肠癌的 CT 表现。到目前为止，文献报道的小肠癌的 CT 表现有偏心性病变和内腔狭窄等，但是在渡边等所经治 7 例病例的研究中，呈狭窄型病变的只有 1 例。在 5 例中见有类似于恶性淋巴瘤样的呈内腔扩张的病变。展示了与组织病理学表现之间的对比，具有扩张的内腔的 5 例病例都比较缺乏间质反应并伴有重度坏死这一分析很令人感兴趣。期待通过更多的病例进行研究。

在桥口医生的论文中阐释了原发性小肠癌的手术治疗。关于小肠癌的外科切除、淋巴结清扫的范围，由于缺乏证据，术式尚未确立，但总结了目前推荐的肠切除范围、淋巴结清扫范围。除了详细介绍了小肠的解剖之外，还记载了大肠癌处置规则和小肠癌的 TNM 分期之间的不同点，是内科医生也应该学习的内容。请一定要仔细阅读。

在札记栏目下，池上医生等概述了"Lynch 综合征和原发性小肠癌"，长末医生等概述了"家族性大肠腺瘤病和小肠癌"。这两篇论文都有所经治病例的图像展示，希望与论文的内容一起确认图像。

作为主题病例，伊藤等报道了"合并家族性大肠腺瘤病的空肠癌和回肠癌4 例"。4 例中 1 例发生在空肠，1 例发生在回肠袋内，2 例发生在人工肛门部。希望大家和札记栏目下的长末医生的论文一起来读。白桥医生等总结了"通过回盲部切除得以治愈切除的小肠腺瘤癌变 1 例"。病变为位于回肠末端的3.5 cm×1.8 cm 大小的 0-Ⅰs+Ⅱa 型病变，是在以筛查为目的的结肠镜检查中被发现和确诊的病例。另外，八岛医生等报道了"从以消化道出血就诊被发现的异位胰腺发生的 Meckel 憩室癌 1 例"。这是一个很令人感兴趣的病例，由于 Meckel 憩室内翻，源于憩室内异位胰腺的胰腺癌露出于肠腔内。

如上所述，在本书中网罗了关于原发性小肠癌的最新知识。原发性小肠癌是一种罕见的疾病，遇到的概率很低，而由于没有归纳起来的成书而感到困惑的情况不少。本书作为汇集了原发性小肠癌最新知识的一本成书，希望能对消化道专科医生有所帮助。

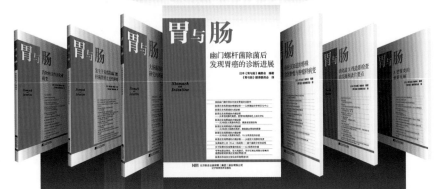